コロナ禍の教訓をいかに生かすか

前浦 穂高／著
全日本自治団体労働組合・衛生医療評議会／監修

医療従事者の働き方の変化から考える

まえがき

　以下は、2023年３月から４月にかけて、「コロナが収束したら何を
したいですか？」とたずねた際のコロナ感染者に対応した経験のある
医師や看護師、救急救命士、保健師からの回答である。その一部を紹
介しよう。家族旅行や家族との食事会、趣味の再開だけでなく、職場
の同僚とのお食事会や飲み会、コロナ禍で控えていた業務を再開した
いという声があがっている。コロナ前では、いずれも「日常」の一部
であった。

◆医師
【A氏】家族で旅行（特に海外）は行きたいですね。あとは小さいこ
　　とですが、カラオケ、マッサージ等、コロナ禍で縁遠くなったもの
　　をもう一度とは思いますね。久しぶりに歯医者に行きましたが、こ
　　れもコロナで遠のいた一つです。

◆看護師
【F氏】医療職場ゆえに他の業種より少し我慢の時間が多かったかも知
　　れませんが、今少しずつ当たり前だった日常が戻りつつあります。
　　ちなみに、和太鼓とサッカーはすでに元通りとなりました！
【I氏】みんなで焼肉（宴会）に行く。今は少人数で行っていますが、オー
　　プンに大人数で行きたい！

◆救急救命士
【O氏】コロナが収束したら、両親を連れて温泉と美味しい食べ物を
　　堪能する旅行に行きたいと思っています。

【Q氏】消防職場は特にチームワークを求められる職場です。以前は、
歓迎会・送迎会等で関係性を高めてきました。自粛モードが長く続
いたため、上司・同僚と楽しく食事したいですね！個人的には５類
に移行後、行くことができなかったプロ野球の応援に行こうと計画
しています（笑）。

◆保健師
【U氏】プライベートでいえば、ありきたりですが家族や友人と旅行
や食事に行きたいですね。あとは、コロナ前にやっていた音楽活動（吹
奏楽）もコロナで諦めなければならなかったので、いつかまた再開
したいですね。
　仕事でいえば、少しずつ戻りつつありますが、コロナ前にはもっと
活発にやっていた、地域での活動やイベント等を再開したいですね。

　コロナ禍という非常時では、「日常」が「日常」ではなくなった。
読者も経験したとおり、コロナ禍では、コロナの感染拡大を防ぐため
に、できる限り、人と人との接触を抑制することが求められたからで
ある。
　加えて、本書の調査対象者はより多くの制約を受けた。詳しくは、
第１章で説明するが、本書の調査対象者は、コロナ感染者の対応経験
のある医師や看護師、救急救命士、保健師である。彼（彼女）らは出
勤しなくては仕事にならない上、コロナ感染者に対応する仕事をして
いた。また、看護師F氏が端的に述べているように、当然のことながら、
医療従事者は感染リスクが高く、それゆえ健康管理に細心の注意を払
い、外出を控えていたのであろうことが容易に推測できる。先ほど見
た回答には、コロナ収束への期待や「日常」が戻りつつあることへの

喜びが文面にあふれている。コロナ感染者に対応した医療従事者たちに、1日でも早く、「日常」が戻る日が訪れることを願うばかりである。

　2020年1月に、国内で最初の感染者が出てから3年以上の時が経過した。日本では、その3年間で、第1波から第8波のコロナの感染拡大時期が見られた。この間、感染予防対策やコロナに感染した際の対応方法が整備されたものの、コロナウイルスは変異を遂げ、感染者は増加していった。コロナ禍では、人間とウイルスの闘争が繰り広げられた。

　厚生労働省の「データからわかる－新型コロナウイルス感染症情報」によると、2023年5月9日段階で、コロナ陽性者数の累積は3,380万3,572人である。総務省統計局の『人口推計の結果の概要』によると、2023年5月の日本の総人口は1億2,450万人である。陽性者の累積数を約3,380万人とすると、日本の総人口のおよそ4人に1人（3,380万人/12,450万人＝27.1%）が陽性者になった計算になる。あらためてデータを振り返ってみても、コロナが私たちに与えた影響の大きさを感じざるを得ない。

　しかし、そうした日々は過去のものとなろうとしている。2023年3月13日から、マスクの着用については個人の主体的な判断に基づいて決められるようになり、2023年5月5日には、WHO（世界保健機関）はコロナの「緊急事態宣言」の終了を発表した（NHKニュースより https://www3.nhk.or.jp/news/html/20230505/k10014058621000.html）。さらに、2023年5月8日からコロナは5類に引き下げられた。あたかもこれまでの3年間がなかったことのように、日本社会はコロナ前の「日常」を足早に取り戻そうとしている。

　失われた「日常」を取り戻すことは大事であり、ようやくそうした

動きが見られることは喜ばしいことである。しかし、その一方で、そればかりに傾注することに違和感を覚えてしまうのは、私だけではないだろう。詳しくは本書の第6章をお読みいただきたいが、コロナ禍では、過去の感染症の経験が活かされなかったこと等が指摘されている。コロナ禍の3年間を「失われた3年」のように過去の出来事に留めてしまうのか、それともコロナ禍の検証を行い、今後の感染症の拡大に備えて教訓とするかは、これからの私たちの対応次第で決まってしまうのではないか。

　「喉元を過ぎれば熱さを忘れる」という言葉がある。苦しいことや辛いことも、時が過ぎれば簡単に忘れてしまう、人間の性（さが）を表している。この言葉は、本書を執筆している今（2023年6月）の状況にあてはまるのではないか。このまま無為に過ごせば、いつかまた同じことを繰り返してしまうだろう。私はそうした危機感を抱いている。この危機感が本書を執筆した1つの理由になっている。

　本書は、コロナ感染者に対応経験のある医師5人、看護師8人、救急救命士5人、保健師6人の計24人に実施したインタビュー調査をもとに執筆している。第1章では、本書のもとになったインタビュー調査を実施した理由と調査概要を説明している。第2章から第6章では、コロナ禍の医療従事者の働き方の変化、コロナ禍の苦労・職場での無理解・風評被害、医療従事者の意識の変化、医療従事者を支えるもの、コロナ禍における課題と展望・教訓といった特定のテーマを取り上げている。詳しくは、本書の目次を参照してほしい。第7章は、本書の結論にあたるが、この章では、今後の感染症対策を踏まえ、医療従事者の人材確保に焦点をあてる。各章のつながりを意識してはいるものの、各章でテーマが完結する構成になっている。そのため、本書を最

初から読み進めても良いし、特定のテーマに興味があれば、その章から読んでいただいても構わない。

　いずれの読み方をするにせよ、各章ではコロナ感染者に対応した医療従事者の生の声や情報を取り上げている。多くの読者が本書を手に取り、コロナ感染者に対応してくれた医療従事者が働く実態を知り、彼（彼女）らの奮闘する姿に思いを馳せ、次の感染症拡大に向けた取り組みにつなげていただけたら、この上ない喜びである。

　2023年8月

前　浦　穂　高

目　次

まえがき

第1章　はじめに
1．本書の概要 ――――――――――――――――――――――― 2
　⑴　なぜコロナ感染者に対応する医療従事者を取り上げるのか　／2
　⑵　本書の医療従事者とは誰か　／5
　⑶　何に役立てられるか　／6
2．コロナ禍の時期区分 ――――――――――――――――――― 8
　⑴　どのようにコロナの感染時期を区分したのか　／8
　⑵　コロナ禍にはいくつか局面がある　／9
3．調査概要 ―――――――――――――――――――――――― 12
　⑴　どのように調査を実施したのか　／12
　⑵　どのように調査対象者を選んだのか　／14
　⑶　調査対象者はどんな人たちか　／17
　⑷　どのくらい調査を行ったのか　／18

第2章　コロナ禍における働き方の変化
1．コロナ前の医療従事者はどのような働き方をしていたのか ―― 22
　⑴　医師　／22
　⑵　看護師　／23
　⑶　救急救命士　／26
　⑷　保健師　／30
2．コロナ禍で職場の人員はどのような状況になったのか ――― 31
　⑴　職場の人員体制　／31
　　　　①人員の状況　②同僚の感染の有無　③コロナ離職の有無
　⑵　異動に伴う仕事の変化　／35

3．コロナ禍の変化にどのように対応したのか ———————— 37

　⑴　応援の実施　／**38**

　⑵　労働時間による調整　／**40**

　　　①残業時間の変化　②休日出勤　③休憩時間・有給休暇の取得状況

　⑶　体調不良　／**49**

4．小括 ———————————————————————————————— 50

第**3**章　コロナ禍の医療従事者の苦労・職場での無理解・
　　　　風評被害

1．コロナ禍の苦労にはどんなものがあるのか ———————— 55

　⑴　コロナ禍における苦労の全体像　／**55**

　⑵　エピソード：コロナ禍の医療従事者の苦労　／**59**

　　　①行政内の連携（連絡調整を含む）の問題　②コロナ感染者の対応に

　　　関わること　③資器材の不足　④コロナ感染者の受け入れと転院

　　　⑤搬送先の確保

2．職場での無理解にはどんなものがあるのか ———————— 66

3．風評被害にはどんなものがあるのか ——————————— 68

4．小括 ———————————————————————————————— 70

第**4**章　医療従事者の意識の変化

1．満足度はどのような変化を見せたのか —————————— 74

2．なぜ満足度は低下したのか ——————————————— 75

3．エピソード：満足度低下の背景 ————————————— 77

　⑴　家庭生活の満足度　／**77**

　　　①外出の自粛など　②家族と過ごす時間の減少　③隔離生活（感染予防）

　⑵　労働条件の満足度　／**81**

　　　①コロナ禍の業務量の増加　②働き方や労働条件への不満　③「コロ

　　　ナ手当」に関わる問題

vii

（3）　職場の人間関係の満足度　／**84**

　　　①上司との関係　②職場のコミュニケーションが取りにくくなった

　　　③人員体制の問題

4．小括 ——————————————————————— **89**

第5章　感染リスクと離職の間（はざま）で
—医療従事者を支えるもの

1．医療従事者の離職の状況 —————————————— **92**
2．医療従事者は何に支えられているのか ——————— **95**
3．エピソード：医療従事者を支えるもの ——————— **97**
　（1）　使命感・責任感　／**97**
　（2）　仕事への興味・やりがい　／**100**
　（3）　労働条件（生活）　／**102**
　（4）　仲間意識（一体感）　／**104**
　（5）　安心して働ける職場環境　／**105**
4．小括 ——————————————————————— **106**

第6章　コロナ禍の課題と要望・提言

1．行政内に見られた諸問題とは何か ————————— **110**
　（1）　迅速な意思決定の必要性　／**111**
　（2）　行政内の連携（連絡調整を含む）の課題　／**112**
　（3）　情報伝達・共有の問題　／**116**
2．行政によるサポートのあり方の問題とは何か ——— **118**
　（1）　補助金のあり方に関わる問題　／**118**
　（2）　コロナ手当（防疫等作業手当）に関わる問題　／**119**
3．受け入れ態勢の問題とは何か ——————————— **121**
　（1）　人材確保の問題　／**121**
　（2）　コロナ病棟のスタッフの人選に関わる問題　／**123**
　（3）　人材育成の問題　／**123**

⑷　協力し合える体制構築の必要性　／**125**

4．コロナ禍の業務負担とは何か ────────── **126**

5．資器材の確保に関わる問題とは何か ────────── **129**

6．次の感染症の感染拡大に向けて何が必要か ────── **132**

⑴　過去の経験を活かす必要性　／**132**

⑵　感染予防対策の徹底─ワクチン接種の必要性の周知　／**134**

⑶　データ活用の必要性　／**135**

⑷　感染拡大時期に応じた対応　／**136**

7．小括 ────────────────────── **138**

第**7**章　次の感染症の感染拡大に向けて

1．コロナ禍で医療従事者の就業実態はどうなったのか ──── **144**

2．なぜ医療従事者は離職を選択しなかったのか ────── **146**

3．地方公務員の役割の大きさと業務量の変化 ─────── **151**

⑴　地方公務員の役割の大きさ　／**151**

⑵　地方自治体の業務量の変化　／**152**

4．減り続ける地方公務員 ────────────── **153**

⑴　公務員比率の国際比較　／**153**

⑵　地方公務員数と人件費の推移　／**154**

⑶　地方自治体の臨時・非常勤職員数の増加　／**156**

5．地方公務員の人数はどのように決められるのか ───── **157**

⑴　地方公務員数の決定方法　／**157**

⑵　地方公務員削減の背景　／**159**

6．医療従事者を含めた地方公務員確保の必要性 ────── **160**

⑴　公務のあるべき姿　／**160**

⑵　多機関連携の必要性　／**163**

あとがき

刊行に寄せて

ix

図表目次

図1-1 コロナ感染拡大の時期区分の例（人）／**9**

図2-1 コロナ禍の人員の状況（職種別、人）／**32**

図2-2 コロナ禍での応援の有無（職種別、人）／**39**

図2-3 コロナ禍で残業時間が増加した医療従事者の構成（職種別、人）／**41**

図2-4 休憩時間等が取得しづらくなった医療従事者の構成（職種別、人）／**47**

図3-1 コロナ禍の苦労（複数回答、%）／**56**

図3-2 コロナ禍の苦労（職種別、複数回答、件）／**57**

図3-3 個人用防護服（PPE）の不足状況の推移（2020年1月〜11月）／**62**

図4-1 満足度低下の背景（職種別、人）／**76**

図5-1 産業計と地方公務員の離職率の推移（2017年度〜2021年度）／**93**

図5-2 医療従事者を支えるもの（複数回答、%）／**95**

図5-3 医療従事者を支えるもの（職種別、複数回答、件）／**96**

図7-1 公務部門雇用者が全就業者に占める割合（%）／**153**

図7-2 地方公務員数と人件費総額の推移／**155**

図7-3 臨時・非常勤職員数の推移（万人）／**157**

表1-1 コロナ感染拡大時期と時期区分／**10**

表1-2 インタビューリスト／**12**

表1-3 コロナ感染者の受け入れ状況（医療機関別）／**16**

表1-4 調査対象者の属性／**18**

表2-1 コロナ前の医師の勤務体制（勤務先）／**23**

表2-2 コロナ前の看護師の勤務体制（勤務先）／**24**

表2-3 2交代制の具体例／**27**

表2-4 3交代制の具体例／**28**

表2-5 コロナ前の救急救命士の勤務体制（勤務先）／**29**

表2-6 コロナ前の保健師の勤務体制（勤務先）／**30**

表2-7 コロナ前とコロナ禍の残業時間の変化（人）／**40**

表2-8 コロナ前とコロナ禍の1か月あたりの最大残業時間（職種別、人）／**42**

表2-9 休憩時間の取得状況（人）／**46**

表3-1 職場での無理解の事例（コロナ初期）／**67**

表3-2 風評被害の事例（コロナ初期）／**69**

表4-1 家庭生活・労働条件・職場の人間関係の満足度の変化（人）／**75**

第 1 章

はじめに

1 本書の概要

(1) なぜコロナ感染者に対応する医療従事者を取り上げるのか

本書は、Covid-19（以下、コロナ）感染者に対応経験のある医療従事者が働く実態を取り上げる。本書でいう医療従事者は、医師、看護師、救急救命士、保健師の4職種である。なぜ、コロナ感染者に対応する医療従事者を取り上げるのかについて説明しよう。

2021年4月から5月頃のことである。コロナ禍で、人と人との接触をできるだけ避けるために、外出の自粛が要請される中で、私は自宅でコロナや東日本大震災に関する書籍や報告書等に目を通していた。感染症の流行も地震も同じ災害ではないかと考えたからである。これらに関わる文献や報告書等を読むことで、今何が起きているのかを把握し、自分に何ができるのかを考えていた。

いくつかの書籍や報告書を読み進める中で、私はある違和感を覚えた。その違和感とは、コロナ治療・処置や災害救助にあたる医師や看護師等のスタッフが働く実態を描くものがほとんどないということである。働く実態とは、例えば、コロナ感染者の治療・処置や災害救助にあたる医師や看護師等のスタッフは十分な休息や休憩を取れているか、業務や作業による負担は過度なものになってはいないか、スタッフの人員は足りているのかといった、いわゆる労働条件や就業環境のことである。

具体例を用いて説明しよう。ここに、コロナ感染者の治療を行う医療現場を描いた本があるとする。著者は、コロナ感染者の治療にあたる医師である。その本には、コロナウイルスがどのようなウイルスなのか、コロナ感染者を救うためにどんな治療を行っているか、コロナ

2

に感染しないようにするには何が大事なのか等が書かれている。しかし、著者は、コロナ感染者の対応に追われ、自分は十分な休息や休憩を取れない状況であるとか、コロナ感染者が続出し、業務量にスタッフの人数が追い付かず、過度な業務負担になっているといった自分が働く環境については語らない。要するに、著者の関心はコロナウイルスもしくはコロナ感染者にあり、自分自身ではないのである。

　厳密に言えば、コロナウイルスの感染拡大は災害ではないが、国民から見れば、感染症や地震は同じ災害に映る。そのような非常時に、医師や看護師等の医療スタッフの労働条件や就業環境より、目の前で困っている人を救うことを最優先すべきだと言う人がいるかもしれない。また、自分より困っている人たちの救助を優先する医師の姿勢を美徳だと感じる人がいるかもしれない。そのことを否定するつもりはないが、私が抱いた違和感とは、コロナ治療・処置や災害救助にあたる医療スタッフが過度な負担を抱えて倒れてしまったらどうするのかという懸念に基づくものである。そうした事態を防ぐためには、医療スタッフが働く実態にも目を向けておく必要があるのではないかということである。

　コロナ禍においては、「エッセンシャルワーカー」という言葉にスポットがあてられた。私が知る限りでは、この言葉の明確な定義は見当たらない。そこで、ひとまず本書では、「在宅勤務が困難で、非常時でも事業の継続が求められる仕事に従事する人たち」と定義しておこう。エッセンシャルワーカーには、スーパーやコンビニエンスストア等の販売職、水道やガス、電気等を供給する生活インフラサービス、荷物を届けてくれる運輸業、介護や保育園等の福祉サービスや学校等の教育サービス、銀行等の金融業、住民にサービスを提供する地方公務員（警察や消防を含む）等に加え、医師や看護師、薬剤師等の医療

第1章 はじめに　3

に携わる人たちが含まれる。コロナ禍では、医療従事者へのエールが送られる場面が見られたように、医療従事者に対する期待は非常に大きいものであった。多くの国民が医療従事者にエールを送ったのは、コロナ禍で、医療従事者が仕事に従事できなくなれば、救える命が救えなくなるといった切迫感があったからではないだろうか。

　しかし、その期待の大きさに比べると、医療従事者が働く実態に対する関心は高いとは言い難い。もちろんNHKや民間放送がドキュメント番組を放送したり、ニュースや新聞等では、毎日のように感染者数やコロナ病棟の病床使用率等が報道され、断片的ではあるものの、コロナ感染者に対応する医療現場の情報が伝えられてきた。ただし、その情報で十分だと言えないことは、多くの読者も感じていることであろう。一部のドキュメント番組を除けば、それらの情報の多くは、医療従事者本人が語ったものではないからである。

　しかし、その一方で、先ほどの新型コロナウイルスの本の具体例で述べたように、医療従事者は自分たちのことをほとんど語らない。医療従事者は、自分のことを語りたがらないのか、それとも語る余裕がないのかはわからないが、私が研究する人事管理論や労使関係分野を見ても、医療従事者に関わる研究はほとんど蓄積されていない状況にある。医療従事者本人が自分のことを語らないのであれば、誰かが代わりに語る必要があるのではないか。誰も医療従事者について語らないのなら、私が語ろうと考えた。

　ここまで到達するのに長い道のりになったが、こうした問題意識から医療従事者にインタビュー調査を実施することにした。本書はその調査をもとに執筆している。本文中には、インタビュー調査から得られた医療従事者の生の声をあげているが、特に断らなくても、全ての記述はインタビュー調査結果に基づいている。また、本書は、私が所

属する労働政策研究・研修機構で行うプロジェクト、及び監修を受けた全日本自治団体労働組合（自治労）・衛生医療評議会の見解に基づくものではなく、私が個人的に執筆したものであることを書き添えておく。

⑵　本書の医療従事者とは誰か

　本書でいう医療従事者とは誰のことを指すのか。誤解が生じないようにするため、用語を整理しておこう。

　本書では、コロナ患者ではなく、コロナ感染者という用語を用いる。私が知る限りでは、コロナ感染者の明確な定義は存在しないようである。コロナ感染者以外に、陽性者という言葉も存在するため、その言葉と区別する必要がある。さしあたり、本書では、コロナ感染者は、「臨床的特徴や検査結果を踏まえ、医師が感染したものと判断し、新型コロナウイルス感染症の発生届の手続きを行った者」と定義しておこう。この定義により、コロナ感染者を、陽性者（PCR検査や抗原検査の結果、陽性と判明した者）と区別することができる。当然のことながら、コロナ感染者には、コロナに感染して病院に入院したり、自宅で療養をする患者が含まれる。

　ところで、コロナ感染者の治療と言わず、なぜ対応という言葉を使うのか。そのことに疑問を感じる読者がいるかもしれない。一般的には、病気や怪我については治療という言葉が用いられる。本書で対応という言葉を用いるのは、本書が対象とする医療従事者には、医師、看護師、救急救命士、保健師を含むためである。

　2023年5月8日以前（コロナが2類時点）のコロナに感染した場合の流れを概観しよう。まず、コロナに感染すると、保健所への感染者の登録が行われる。保健所は感染者の体調管理を行うほか、管轄エリ

第1章 はじめに　　5

ア内の病院の病床を管理し入院調整を行ったり、感染者や濃厚接触者への疫学調査やPCR検査等を実施したりする。救急救命士は、搬送要請があると患者の元に駆け付ける。患者を受け入れる病院（搬送先）が見つかると、救急車で患者を病院まで搬送する。重傷者を搬送する際は、医師と連絡を取り、医師の指示に基づいて救急車内で処置を行うこともある。病院に到着すると、医師や看護師は患者を受け入れ、検査や治療にあたる。

　このように、コロナ感染者が病院に搬送されるまでの一連のプロセスを考えてみただけでも、医療従事者を医師や看護師に限定してしまうと、コロナ感染者対応の実態を理解したことにならない。そのことを念頭に置きながら、読み進めていただきたい。医師、看護師、救急救命士、保健師の4職種には、コロナ感染者に治療を行わない職種が含まれるため、本書では、対応という言葉を用いている。この対応という言葉には、医師や看護師、救急救命士が行う治療や処置、保健師が行う疫学調査や入院調整等が含まれる。

⑶　何に役立てられるか

　本書の概要の最後に、本書を執筆する目的を述べたい。その目的は2つある。

　第1に、平時の医療従事者の働く実態を明らかにすることで、医療従事者が働きやすい環境の整備に役立てることである。先に述べたように、本書でいう医療従事者が働く実態は、十分明らかにされていない状況にある。こうした状況が続けば、平時の医療従事者の働き方が抱える問題が、政策課題として認識されるまでに時間がかかったり、政策課題として認識されるにしても、それへの対応に問題が生じる可能性が考えられる。政府が進める働き方改革には、勤務医の時間外労

働の上限規制が盛り込まれている。また、看護師や介護職員は離職率が高く、政府は人材確保に取り組んできた（前浦2023）。このように、平時の医療従事者の働き方には問題がある。平時の働き方については、医療従事者の就業環境の整備に役立てることで、労働政策面での貢献が考えられる。

第2に、非常時への対応に役立てることである。コロナ禍は、コロナウイルスの感染拡大が起こり、多くの国民が感染したり、場合によっては、そのウイルスで命を奪われるといったことが起こった。コロナ禍は災害と同じ非常時である。具体的には、本書の第6章で取り上げるが、医療従事者が指摘する課題の1つに、過去の経験が活かされなかったという指摘がある。TV等で感染症の専門家が述べていたように、私の調査に協力してくれた医療従事者からも、今回のコロナ対応では、過去の感染症（SARS（サーズ）：重症急性呼吸器症候群、新型インフルエンザ、MERS（マーズ）：中東呼吸器症候群）が流行した際の経験が、教訓として活かされなかったという指摘が出ている。国立感染症研究所によると、SARSの感染拡大は2002年、新型インフルエンザの感染拡大は2009年、MERSの感染拡大は2012年、コロナの感染拡大が起こったのは2020年である。およそ10年おきに新たな感染症の感染拡大が発生している。2つ目の目的は、次の10年（次の感染症の感染拡大）への対応を整備する際に、今回の経験を教訓として活かすことにある。

また、2つ目の目的について、付け加えておきたい。多くの読者が認識しているように、コロナ禍という非常時は、医療従事者の活躍を抜きに語ることはできない。それだけ医療従事者の貢献は大きかったのだが、他方で、本書が取り上げるように、それだけ多くの負担が医療従事者にかかったということでもある。2つ目の目的には、次の10

年に向けて対応を整備する際には、今回発生した問題や課題に対応し、非常時であっても、医療従事者が働きやすい環境の構築につなげたいという目的が含まれる。

2 コロナ禍の時期区分

(1) どのようにコロナの感染時期を区分したのか

本書におけるコロナ感染拡大の時期を説明する。本書を執筆している2023年5月段階では、コロナ感染拡大は第1波から第8波までである。それぞれの感染拡大の時期は、NHKが集計したデータ（NHK 『特設サイト「新型コロナウイルス」日本国内の感染者数＜詳細データ＞』）に基づいて設定している。それぞれの感染拡大時期は、2つの基準に基づいて設定した。

1つ目は、緊急事態宣言等の期間である。緊急事態宣言や新型コロナウイルス感染症まん延防止等重点措置（通称、まん防）が出された場合は、そうした宣言が出されてから解除されるまでの期間を感染時期としている。例えば、第1波については、2020年4月上旬に緊急事態宣言が出され、それが解除されたのは同年5月末であった。この時期が第1波の期間である。

ただし、緊急事態宣言や新型コロナウイルス感染症まん延防止等重点措置が出されていない感染拡大時期もある。その際は、新規感染者数の推移で判断した。これが2つ目の基準である。2つ目については、前の波の新規感染者数が底を打ち、再び増加してから次に底を打つまでの期間である。具体的に説明しよう。図1-1のとおり、全国のコロナの新規感染者数が前回の波の底を打ってから再び増加傾向を示した

図1-1　コロナ感染拡大の時期区分の例（人）

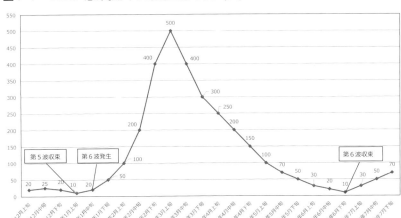

出所：NHK『特設サイト「新型コロナウイルス」日本国内の感染者数＜詳細データ＞』より作成。

日を起点として（2022年1月中旬）、次に底を打つ（2022年6月下旬）までの期間としている。第6波でいえば、第5波の発生以降の底を打って再び増加傾向を示すのは、2022年1月11日である。この日が第6波の発生日になる。第6波の新規感染者数が底になるのは2022年6月20日である。つまり、本書でいう第6波は、2022年1月11日から2022年6月20日までになる。

　本書では、この2つの基準に基づいて独自に時期区分を設定している関係で、報道や他の調査研究が示す時期区分と必ずしも一致しないが、「第○波」という期間は、緊急事態宣言等の期間であるか、表1-1に示した時期を指す。そのことを念頭に置きながら、本書を読み進めていただきたい。

(2)　**コロナ禍にはいくつか局面がある**

　本書でいうコロナの時期区分は、表1-1が示すとおり、2020年4月

表1-1 コロナ感染拡大時期と時期区分

感染拡大の動き	時期	時期区分	備考	基準
第1波	2020年4月上旬～ 2020年5月下旬	コロナ 初期	・職場の無理解や風評被害で混乱が発生する。 ・資器材不足が発生。	患者数は10万人未満。
第2波	2020年7月下旬～ 2020年8月下旬			
第3波	2021年1月上旬～ 2021年3月下旬	感染 拡大期	・ワクチン接種が始まる。	患者数が10万人以上になる。
第4波	2021年4月下旬～ 2021年6月中旬		・ワクチン普及。治療薬が出始める。 ・アルファ株が流行する。	
第5波	2021年7月中旬～ 2021年9月下旬		・デルタ株が流行する。	
第6波	2022年1月中旬～ 2022年6月下旬	感染 爆発期	・オミクロン株が流行する。	患者数が100万人以上になる。
第7波	2022年7月上旬～ 2022年10月上旬			
第8波	2022年10月中旬～ 2023年3月下旬			

出所：インタビュー調査及び厚生労働省『オープンデータ　新規陽性者数の推移（日別）』、三菱総合研究所（2022）『新型コロナ（COVID-19）収束シナリオ第4回：感染症の状況に適応した措置のための制度と技術活用を』より作成。

上旬から2023年3月末までの3年間である。読者の皆さんには、この3年間のことを思い出してもらいたい。多くの読者が経験したように、この3年間は同じコロナ禍でも、同じことの繰り返しではない。コロナ禍には、いくつか局面がある。おおざっぱな区分であるが、本書では表1-1の3つの時期区分を設定している。

　この3つの時期区分について説明しよう。1つ目は、コロナ初期である。コロナ初期とは、2020年の第1波・第2波（2020年4月上旬～同年8月下旬）の5か月間である。この時期は、他の時期に比べると、コロナ感染者は少ない。第1波、第2波の新規感染者の総数は10万人未満である。この時期の特徴は、コロナウイルスの情報がなく、感染予防対策や感染した場合の対応方法が確立されておらず、多くの国民

にコロナ感染に対する恐怖や不安が強かった時期である。詳しくは、第3章で取り上げるが、この時期では、医療従事者本人やその同僚が、同僚、出入り業者、親族、保育園等から心無い言葉を浴びせられたり、冷たく対応されるといった職場での無理解や風評被害が発生した時期である。

2つ目は、感染拡大期である。感染拡大期は、第3波から第5波（2021年1月上旬～2021年9月下旬）までの9か月になる。この時期は、コロナ初期に比べると、新規感染者は増加した。コロナ初期では、それぞれの波の感染者総数が10万人を超えることはなかったが、感染拡大期では、それぞれの波の新規感染者の総数は10万人以上となった。この時期の特徴は、ワクチン接種が行われるようになったり、治療薬の承認が進んだり、感染予防対策や感染者への治療方法が整備された点にある。ただし、感染予防対策や感染した場合の対応に前進が見られる一方で、感染拡大時期には、コロナウイルスの変異株（アルファ株やデルタ株）が流行した。これらの変異株は、以前の株に比べて致死率は低下したものの、感染力が強くなった結果、感染者が増加した（関2021）。

3つ目は、感染爆発期である。感染爆発期は、第6波から第8波までの1年3か月（2022年1月中旬～2023年3月下旬）になる。感染爆発期では、感染拡大期よりも新規感染者数が増加した。それぞれの波における新規感染者の総数は100万人以上になった。この時期の特徴は、第6波以降、オミクロン株が流行したことである。オミクロン株は、毒性は強くないものの、感染力が強いと言われている。感染爆発期に感染者が急増したのは、オミクロン株が流行したことが大きいと言える。

3 調査概要

(1) どのように調査を実施したのか

　本書は、医療従事者24人を対象に実施したインタビュー調査結果に基づく。その調査について説明しよう。

表1-2　インタビューリスト

職種	調査対象者	調査時期	調査時点調査対象者の所属
医師	A氏	2021年8月17日13時30分〜15時30分	大学大学病院集中治療部（ICU）
	B氏	2022年4月12日13時〜15時	公立病院総合内科
	C氏	2022年6月18日12時〜14時	大学病院付属救命救急センター（ECU）
	D氏	2023年2月8日9時〜10時45分	公立病院救命救急科（ECU）
	E氏	2023年2月24日15時〜16時50分	公立病院内科
看護師	F氏	2021年9月16日18時〜21時10分	公立病院看護部集中治療室（ICU）
	G氏	2021年10月5日18時30分〜21時10分	公立病院看護部救命救急科病棟（ECU）
	H氏	2021年11月30日10時〜12時15分	公立病院看護部地域包括ケア病棟
	I氏	2022年2月8日17時50分〜19時50分	公立病院感染対策室（感染管理認定看護師）
	J氏	2022年6月25日10時〜12時	公立病院看護部コロナ病棟
	K氏	2022年6月28日13時〜15時	公立病院看護部コロナ病棟
	L氏	2022年12月6日11時30分〜13時50分	大学付属病院看護部コロナ病棟
	M氏	2023年1月25日13時30分〜15時50分	公立病院看護部救急科病棟（ECU　副師長）
救急救命士	N氏	2022年5月21日10時〜12時10分	消防局（隊長）
	O氏	2022年5月24日10時〜12時30分	消防局（隊長）
	P氏	2022年7月12日10時〜13時10分	消防局（隊員）
	Q氏	2022年10月12日10時〜13時40分	消防局（隊員）
	R氏	2022年10月19日13時〜16時	消防局（副署長）
保健師	S氏	2021年7月12日13時30分〜15時30分	保健所（次長級）
	T氏	2021年8月31日19時〜22時10分	公立病院放射線技術室（保健所職員）
	U氏	2021年9月5日10時〜13時10分	保健所
	V氏	2021年12月7日13時〜15時20分	保健所（所長）
	W氏	2022年10月26日18時30分〜20時50分	保健所
	X氏	2022年10月26日18時30分〜20時50分	保健所

調査方法はZOOMによるオンライン調査である。コロナ禍では、人と人との接触をできるだけ避けることが求められたため、医療従事者の安全を第一に考え、オンライン調査という方法を採った。調査は、表1-2のとおり、筆者（前浦）を中心に、山邊聖士氏（（公財）医療科学研究所研究員）と平山春樹氏（全日本自治団体労働組合衛生医療評議会事務局長）の３名で実施した。

エリア	対象とする感染拡大時期	調査者（敬称略）
主要都市	第5波まで	前浦穂高、山邊聖士
主要都市	第6波まで	前浦穂高、山邊聖士、平山春樹
主要都市	第6波まで	前浦穂高
地方都市	第8波まで	前浦穂高
地方都市	第8波まで	前浦穂高
地方都市	第5波まで	前浦穂高、山邊聖士
地方都市	第5波まで	前浦穂高、山邊聖士
地方都市	第5波まで	前浦穂高、山邊聖士
主要都市	第6波まで	前浦穂高、山邊聖士、平山春樹
主要都市	第6波まで	前浦穂高
主要都市	第6波まで	前浦穂高
主要都市	第8波まで	前浦穂高、平山春樹
地方都市	第8波まで	前浦穂高、平山春樹
主要都市	第6波まで	前浦穂高
地方都市	第6波まで	前浦穂高
地方都市	第7波まで	前浦穂高
地方都市	第7波まで	前浦穂高
地方都市	第7波まで	前浦穂高
主要都市	第4波まで	前浦穂高
地方都市	第5波まで	前浦穂高、山邊聖士
主要都市	第5波まで	前浦穂高、山邊聖士
主要都市	第5波まで	前浦穂高、山邊聖士、平山春樹
地方都市	第7波まで	前浦穂高、平山春樹
地方都市	第7波まで	前浦穂高、平山春樹

出所：インタビュー調査より作成。

調査は、コロナ禍の状況を正確に把握するために、コロナ前（2019
年度）とコロナ禍（主に2020年度）の比較を念頭において実施した。
具体的な調査項目は、①就業実態（仕事内容と仕事量の変化、業務負担
の変化、コロナ禍の苦労、労働条件の変化等）、②職場の状況（職場の人
員の過不足の状況、感染者の有無、離職者の有無等）、③個人の意識（家
庭生活、労働条件、職場の人間関係の満足度、仕事のやりがいや充実感を
感じる時、医療従事者として働き続ける理由等）の３点である。

⑵　どのように調査対象者を選んだのか

　本書の対象者は、表1-2のとおり、医師５人、看護師８人、救急救
命士５人、保健師６人の計24人である。いずれもコロナ感染者への対
応経験を持つ。このうち、保健師には、診療放射線技師１人を含む。
その職員（T氏）は2019年度から地方都市の保健所に勤務し、第１波
から2020年度はコロナ感染者対応に関わった。当時、T氏が所属して
いた課では、コロナ感染症対応が所管業務になったと言う。そのため
T氏を保健師として扱うこととした。ただし、T氏は保健師ではない
ため、表記は保健所職員とする。また、V氏は保健所長である。保健
所長は法律で医師が務めることになっている。V氏は保健師ではない
ため、保健所長と表記する。

　また、調査を進める過程で、職場の管理者が果たす役割の重要性が
指摘されたため、看護師や救急救命士、保健師については、職場の管
理者を含んでいる。加えて、看護師については、日本看護協会の感染
管理認定看護師という資格がある。その資格を持つ看護師は、行政か
らの方針を受けて、院内にそれを周知したり、院内の感染予防対策を
作成する等の役割を果たしたりしていることがわかった。看護師には、
この感染管理認定看護師を含めている。

さらに、調査対象者によって調査の実施時期が異なる。そのため、表1-2には、調査実施時期をもとに、各調査対象者がどのコロナ感染拡大時期までを経験したのかを示している。最初の頃に調査を実施した調査対象者は第4波までとなっているが、調査対象者の多くは第5波から第7波を経験し、直近では第8波まで経験した調査対象者もいる。それゆえ、本調査の対象者は、コロナ初期（第1・2波）から感染拡大期（第3〜5波）、感染爆発期（第6〜8波）を網羅していると言える。

　なお、コロナ感染者に対応経験のある医療従事者の多くは、表1-3のとおり、多くは地方公務員もしくはそれに準ずる労働者である。飯田編著（2021）によると、医療機関の設立主体は、①国、②地方自治体、③独立行政法人（旧国立、旧公立等）、④公的（①②③以外）、⑤私立（公益財団法人、社会医療法人、医療法人、企業、個人、その他）がある。このうち、②と③（旧公立のみ）が表1-3の公立病院になり、④が公的病院等になる。⑤は民間病院になる。また、本書への対象者の多くが勤務する公立病院は、全病院（20人以上の入院患者を受け入れられる医療機関）の1割程度になる。

　次に、公立病院がコロナ感染者にどの程度対応しているのかを確認しよう。コロナを含め、感染症に対応する医療機関は、厚生労働省が指定している。それが感染症指定医療機関である。2022年1月の段階で、感染症指定医療機関は、特定感染症指定医療機関（全国で4医療機関）、第一種感染症指定医療機関（全国で56医療機関）、第2種指定医療機関（全国に533医療機関）の3種類がある。これらの医療機関は延べ593機関になる（厚生労働省（2022））。このうち、公立病院は半数程度を占める。

　また、総務省自治財政局準公営企業室『公立病院の現状について』

表1-3 コロナ感染者の受け入れ状況（医療機関別）

医療機関の種類	病院の種類	コロナ感染者受入可能医療機関数及び割合	コロナ感染者受入可能医療機関のうち受入実績有の機関数及び割合	構成
公的医療機関	公立病院	71%（495）	82%（405）	自治体病院（都道府県立、市町村立）と地方独立行政法人、公立医科大学付属病院等
	公的病院等	83%（619）	91%（565）	国民健康保険団体連合会及び国民健康保険組合、日本赤十字社、社会福祉法人恩賜財団済生会（済生会）、厚生農業協同組合連合会、社会福祉法人北海道社会事業協会等
民間医療機関	民間病院	21%（593）	80%（474）	公立・公的病院以外（私立医科大学の附属病院、公益財団法人、社会医療法人、医療法人、企業、個人、その他）

出所：総務省自治財政局準公営企業室『公立病院の現状について』及び飯田編著（2021）より作成。
注1．表中の「コロナ感染者受入可能医療機関数及び割合」にある括弧内の数値は、コロナ感染者受入可能である病院数を示している。また、この総数は「コロナ感染者受入可能医療機関のうち受入実績有の機関数及び割合」にある割合の母数になる。
注2．「コロナ感染者受入可能医療機関のうち受入実績有の機関数及び割合」の括弧内の数値は、実際にコロナ感染者を受け入れた病院の数になる。
注3．病院は20床以上の入院施設を有する医療施設である。20床未満の入院施設を持つ医療施設は、診療所になる。

によると、2020年11月末段階で、新型コロナウイルス感染者の受入可能な医療機関の割合は、民間医療機関が21％に留まる一方で、公立医療機関（公立病院）は71％、公的医療機関は83％であった。

　このように、民間病院は、コロナ感染者を受け入れていないわけではないが、公立病院（自治体病院等）や公的病院等に比べると、コロナ感染者を受け入れられる病院は限られる。見方を変えれば、感染症指定医療機関の半数程度を占める公立病院（自治体病院）がコロナ感染者対応に果たした役割は大きいと言える。加えて、表1-3に記したとおり、公立病院は地方自治体が設置する病院であり、国が設置した

医療施設（国立と独立行政法人を含む）や旧国立大学の病院は含まない。これらを総称する言葉として行政という言葉を用いれば、コロナの感染拡大に対して、行政が設置した医療機関が果たす役割は大きかったと言える。

　次に、調査対象者をどのように選定したのかを説明しよう。表1-2のインタビューリストを見ると、エリアの欄に主要都市と地方都市がある。本書のもとになったインタビュー調査では、主要都市と地方都市にエリアを分けて、それぞれのエリアから各職種の調査対象者を選ぶ形を採った。主要都市とは首都圏（東京都、神奈川県、埼玉県、千葉県）と関西圏（大阪府、京都府、兵庫県）である。いずれも政令指定都市のある都府県である。地方都市は首都圏と関西圏以外とした。こうしたエリア分けを行ったのは、主要都市と地方都市では、緊急事態宣言や新型コロナウイルス感染症まん延防止等重点措置の発出の有無や発出時期、コロナ感染者数、感染拡大時期の期間が異なるからである。コロナ感染者への対応は、その時々の感染状況に応じて行われるため、主要都市と地方都市のエリアに分けて調査を実施している。なお、地方都市の調査対象者については、特定のエリアに偏りが生じないよう、日本全国から選んでいる。

⑶　調査対象者はどんな人たちか

　調査対象者24人の属性を確認しておこう。表1-4によると、調査対象者の属性は、性別や年齢層、家庭の状況が異なることがわかる。各職種の調査対象者を選定する際には、可能な限り、性別や年齢層が偏らないよう配慮した。

　調査対象者の家庭の状況（同居家族の人数、育児・介護の有無）を見ると、多くは家族と同居しており、30代以上になると、育児を担当す

表1-4　調査対象者の属性

職種	調査対象者	性別	年齢層	同居家族の人数（本人を除く）	育児・介護の有無
医師	A氏	男性	40代	3人	育児あり
	B氏	男性	50代	3人	育児あり
	C氏	男性	30代	7人	育児・介護あり
	D氏	男性	30代	6人	育児あり
	E氏	男性	30代	3人	育児あり
看護師	F氏	男性	40代	1人	なし
	G氏	男性	30代	3人	育児あり
	H氏	女性	40代	2人	なし
	I氏	男性	50代	2人	なし
	J氏	女性	20代	1人	なし
	K氏	女性	20代	0人	なし
	L氏	女性	50代	1人	なし
	M氏	女性	40代	6人	育児あり
救急救命士	N氏	男性	40代	3人	育児あり
	O氏	男性	40代	4人	育児あり
	P氏	女性	30代	0人	なし
	Q氏	男性	30代	6人	育児あり
	R氏	男性	50代	2人	育児あり
保健師	S氏	女性	50代	2人	なし
	T氏	男性	30代	3人	育児あり
	U氏	女性	30代	1人	なし
	V氏	男性	60代	2人	介護あり
	W氏	女性	40代	3人	育児あり
	X氏	女性	40代	5人	育児あり

出所：インタビュー調査より作成。

る傾向が見られる。

⑷　どのくらい調査を行ったのか

　調査期間と調査時間について説明しておく。本書では、コロナ前（2019年度）とコロナ禍（主に2020年度）の比較を念頭に置いているため、調査は2021年度から取りかかっている。表1-2のとおり、最初の調査は2021年 7 月中旬（保健師S氏）であり、最後の調査は2023年 2 月末（医師E氏）である。調査期間は 1 年 7 か月に及ぶ。

調査を完了するまでに多くの時間を要したのは、調査にご協力くださる方を見つけるのに苦労したからである。コロナ感染者に対応する医療従事者は、コロナ禍で最も忙しく働いている人たちである。そうした人たちに直接お話をうかがうことは、それだけでハードルは高くなる。また、ひとたびコロナの感染拡大が発生すれば、医療従事者はコロナ感染者対応で忙しくなり、連絡は滞りがちになった。医療従事者が私の調査に応じる義務はないのだから、お忙しいことに加え、たまの休日に体を休めたり、家族との時間にあてたりすることは当然のことである。

　このように、ご協力くださる方が見つからない状況がしばらく続いた。しかし、幸いなことに、途方に暮れていた私たちに手を差し伸べてくださる方々がいた。医師や看護師、保健師については、全日本自治団体労働組合（以下、自治労）の衛生医療評議会や全国医師ユニオンが、救急救命士については、全国消防職員協議会（以下、全消協）が調査対象者をご紹介くださった。表1-2のインタビューリストに記載した調査対象者のほとんどは、これらの組織からご紹介いただいた。ご協力に心より感謝申し上げたい。

　インタビュー調査は、調査対象者のご都合を最優先して日程を調整し実施した。基本的に、インタビュー調査は、医療従事者の休日もしくは勤務後、非番（夜勤明け）の時間帯に実施している。調査時間は、1回あたり2時間弱から3時間程度である。通常のインタビュー調査は、1時間半が目安であるから、今回の調査は通常の調査より多くの時間を要したことになる。調査の実施にあたっては、各職種のお仕事やご所属について下調べをした上で臨んだが、医療従事者の職務の専門性は高く、また職種によって働き方（シフト等）が異なるため、これらを理解するのに時間を要してしまった。それでも、勤務でお疲れ

第1章 はじめに　　**19**

であったと思うが、医療従事者の皆さんは、嫌な顔1つせず、私たちの質問に丁寧に回答してくれた。個人が特定されないようにするため、ご所属やお名前をあげることはできないが、調査にご協力くださった医療従事者の皆さんに心より感謝申し上げる。

参考文献
飯田修平編著（2021）『病院早わかり読本　第6版』医学書院
前浦穂高（2023）『看護師、介護職員、保育士、幼稚園教諭を対象とした処遇改善事業の有効性の検討に向けて－先行研究レビューを手がかりとして』JILPT Discussion Paper 23-04
参考資料
NHK『特設サイト「新型コロナウイルス」日本国内の感染者数＜詳細データ＞（アクセス日は2023年4月25日）https://www3.nhk.or.jp/news/special/coronavirus/data-all/
厚生労働省（2022）『感染症指定医療機関の指定状況（令和4年4月1日現在)』(アクセス日は2023年4月25日）https://www.mhlw.go.jp/bunya/kenkou/kekkaku-kansenshou15/02-02.html
厚生労働省『オープンデータ　新規陽性者数の推移（日別)』(アクセス日は2023年4月25日）https://www.mhlw.go.jp/stf/covid-19/open-data.html
三菱総合研究所（2022）『新型コロナ（COVID-19）収束シナリオ第4回：感染症の状況に適応した措置のための制度と技術活用を』(アクセス日は2023年3月25日）https://www.mri.co.jp/knowledge/column/20220803.html
総務省自治財政局準公営企業室『公立病院の現状について』(アクセス日は2023年4月17日）https://www.soumu.go.jp/main_content/000742388.pdf

第2章

コロナ禍における働き方の変化

1 コロナ前の医療従事者は どのような働き方をしていたのか

　多くの読者がニュースや新聞等を通じて知っているように、コロナの感染拡大に伴って、医療従事者の業務量は増加し、業務負担増を招いた。コロナ禍の業務負担増に対して、医療従事者はどのように対応したのだろうか。なお、第2章1では、医療従事者の労働時間を、公務員制度に倣い、勤務時間という用語を用いる。

　そこで、第2章では、コロナ禍の働き方の変化に着目することを通じて、コロナが医療従事者に与えた影響を把握する。詳しくは後で取り上げるが、職種によって働き方が異なり、それに応じて、コロナ禍の業務負担増の受け止め方は決まると考えられる。端的に言えば、シフト制のもとで、夜勤をすることがある医師や看護師、24時間勤務を基本とする救急救命士は、決められたシフトの中でコロナ禍の業務負担を吸収することになる。しかし、日勤で働く保健師は、勤務時間内でコロナ禍の業務負担を吸収するのは困難だと言える。その場合、保健師は残業や休日出勤を実施したり、保健所内や他部署からの応援を受け入れたりすると考えられる。

　まず、コロナ前（2019年）の医療従事者の働き方を確認する。コロナ禍の働き方の変化を正確に捉えるためには、コロナ前とコロナ禍の働き方を比較する必要があると考えるからである。

(1)　医師

　表2-1によると、調査対象である医師5名は全て勤務医である。このうち、3名が公立病院に勤務する医師（B氏、D氏、E氏）である。A氏とC氏は大学病院に勤務する医師である。診療科を見ると、A氏

表2-1　コロナ前の医師の勤務体制（勤務先）

	調査当時の所属	勤務時間（日）	出勤日数（週）
A氏	大学付属病院集中治療部（ICU）	7.75時間	週4日（月～木）
B氏	公立病院総合内科	7.75時間	週5日（月～金）
C氏	大学病院付属救命救急センター（ECU）	10時間程度	週4日程度
D氏	公立病院救命救急科（ECU）	7.75時間	週5日（月～金）
E氏	公立病院内科	7.75時間	週5日（月～金）

出所：インタビュー調査より作成。

は集中治療室（Intensive Care Unit：ICU）に勤務し、C氏とD氏は救急救命センターや救急科（Emergency Care Unit：ECU）に勤務している。B氏は総合内科、E氏は内科の医師である。いずれの医師も、それぞれの所属でコロナ感染者の治療を行っている。

　医師の勤務体制を見ると、公立病院に勤務するB氏、D氏、E氏、大学の附属病院に勤務するA氏の勤務時間は、公務員と同じ勤務時間（1日7.75時間：7時間45分のこと）である。この4氏は週4～5日勤務している。C氏は大学付属病院に勤務しており、1日10時間程度、週4日程度で勤務している。こうした通常の勤務に加えて、医師には夜勤や宿直等があり、毎月決まった枠の中で割り振られる。

⑵　看護師

　看護師は8名である。そのうち、L氏を除く、7名が公立病院に勤務する看護師である。看護師の所属は異なるが、多くは公立病院のコロナ病棟や高度治療室（High Care Unit：HCU）病棟、救急救命センターや救急科（ECU）病棟に勤務している。看護師H氏は、コロナ病棟の勤務ではないが、第5波（2021年7月中旬～9月下旬）の時期に、応援でコロナ病棟の勤務を経験した。看護師L氏は、大学付属病院のコロナ病棟に勤務している。

　公立病院の感染対策室に勤務するI氏は、日本看護協会が認定する

第2章　コロナ禍における働き方の変化　**23**

感染管理認定看護師の資格を持ち、国や地方自治体の方針を受けて、院内の感染予防対策の整備等に取り組んでいる。I氏を除く看護師は、コロナ感染者の処置を直接行っており、I氏は院内の感染管理・予防対策の整備等に携わるという形で、コロナ感染者の対応に関わっている。なお、I氏の勤務は、他の看護師とは異なり、日勤のみである。

その上で、調査対象者の勤務体制を見ていこう。表2-2によると、全ての看護師の1日の勤務時間は7.75時間（7時間45分）程度である。1週間あたりの出勤日数は週5日（週休2日）である。これは、2交代制であれ、3交代制であれ、日勤のみの仕事であっても基本的には変わらない。なお、看護師は1か月単位の変形労働時間となっているため、週によって、勤務時間が長くなったり短くなったりする。

看護師のシフトを見てみよう。看護師のシフトは、病院や同じ病院

表2-2　コロナ前の看護師の勤務体制（勤務先）

	調査当時の所属	勤務時間（日）	出勤日数（週）	備考
F氏	公立病院看護部集中治療室（ICU）	7.75時間	週5日（2交代）	2020年度よりコロナ病棟へ。
G氏	公立病院看護部救命救急科病棟（ECU）	7.75時間	週5日（3交代）	2020年度はコロナ病棟と一般病棟を兼務。
H氏	公立病院看護部地域包括ケア病棟	7.75時間	週5日（3交代）	コロナ病棟へ応援経験あり。（応援は第5波のうち、2か月間）
I氏	公立病院感染対策室	7.75時間	週5日（日勤）	感染管理認定看護師。
J氏	公立病院看護部コロナ病棟	7.5時間	週5日（2交代）	2020年はコロナ病棟に応援へ。2021年1月よりコロナ病棟へ。
K氏	公立病院看護部コロナ病棟	7.5時間	週5日（2交代）	2020年度からコロナ病棟へ。
L氏	大学付属病院看護部コロナ病棟	8時間程度	週5日（2交代）	2020年度からコロナ病棟へ。
M氏	公立病院看護部救急科病棟（ECU　副師長）	7.75時間	週5日（3交代）	2021年度よりECU病棟へ。副師長

出所：インタビュー調査より作成。

注. 表中の7.75時間とは、7時間45分のことを指す。以下同じ。

でも病棟によっても異なるが、表2-2を見ると、I氏を除く、7名のうち、4名が2交代制、3名が3交代制で働いている。今回の調査では、2交代制と3交代制がほぼ同数となったが、日本看護協会医療政策部編（2023）によると、2021年段階で2交代制を敷く病棟は59.4%、3交代制を敷く病棟は18.3%となっており、2交代制を敷く病棟が多い。また、上記の調査によると、2交代制は増加傾向にある。なお、この調査は交代制を細かく区分している関係で、2交代と3交代の割合を足し合わせても100%にならない。

　調査対象者の交代制は、おおむね具体例のとおりである。具体例は、主要都市にある公立病院の交代制である。2交代制の場合は、夜勤が2日分の勤務扱いになる。したがって、夜勤明けの日は、すでにその日の勤務を終えたことになる。3交代制の場合は、1回の勤務が同じ時間数となる。3交代制では、1日の勤務が朝からなのか（日勤）、夕方からなのか（準夜勤）、それとも深夜からなのか（深夜勤）の違いになる。どちらの交代制であっても、看護師は日勤を中心に勤務し、毎月決まった枠の中で、夜勤や準夜勤が平等に割り振られる。

＜ある公立病院の交代制の具体例＞

　●2交代制

　　日　勤：8時30分〜17時15分（7時間45分勤務、休憩1時間を含む）

　　夜　勤：16時00分〜 9時30分（7時間45分勤務の2回分、休憩1時間の2回分を含む）

　●3交代制

　　日　勤：8時30分〜17時15分（7時間45分勤務、休憩1時間を含む）

　　準夜勤：16時20分〜 1時 5分（7時間45分勤務、休憩1時間を含む）

　　深夜勤：0時30分〜 9時15分（7時間45分勤務、休憩1時間を含む）

⑶　救急救命士

　救急救命士は5名である。消防と救急（救急救命士を含む）に携わる職員は消防職員と呼ばれる。消防職員の勤務先は、地方自治体が所管する消防署になる。消防職員の勤務時間は、基本的に朝8時30分から翌朝8時30分の24時間である。消防職員は休憩時間の自由利用原則の適用が除外されており、休憩時間であっても署外に出ることはできず、24時間拘束される。この24時間のうち、8時間30分が仮眠時間と休憩時間となっており、これらを除く勤務時間は15時間30分になる。この時間数は2日分の勤務時間に相当し、扱いは2日分の勤務となる。翌朝の8時30分以降は非番となる。また、これとは別に週2日の週休日が入る。

　なお、読者もよく知っているように、消防や救急の要請は、仮眠時間や休憩時間に関係なく入る。そのため、他の労働者とは異なり、休憩時間の自由が制限されて常に待機状態であり、消防職員は現場に急行することになるが、その時間帯の取り扱いについては、時間外勤務手当が支給される。地方自治体によっては、仮眠や休憩の時間をずらしたりするといった対応が取られることもあるが、その場合、消防職員の肉体的疲労につながる。

　では、消防職員の勤務と休日はどのように決められているのだろうか。それが交代制である。地方自治体によっては、交替制、2部制、3部制という用語を用いることがあるが、本書では、労働基準法に則り、交代制、2交代制、3交代制という用語を用いる。

　具体例に示すとおり、消防職員には、看護師とは異なる2交代制と3交代制がある。看護師の交代制は、勤務する時間帯を決めるものであるが、消防職員の交代制は出勤日を決めるものである。以下では、2交代制と3交代制について説明する。

表2-3　２交代制の具体例

月	火	水	木	金	土	日
1日：出勤	2日：非番	3日：出勤	4日：非番	5日：出勤	6日：非番	7日：週休
8日：週休	9日：出勤	10日：非番	11日：出勤	12日：非番	13日：週休	14日：週休
15日：出勤	16日：非番	17日：出勤	18日：非番	19日：出勤	20日：非番	21日：週休
22日：週休	23日：出勤	24日：非番	25日：出勤	26日：非番	27日：週休	28日：週休

出所：インタビュー調査及び柏市役所 HP『勤務サイクル』をもとに作成。
注1．出勤は出勤日、非番は非番日、週休は週休日を指す。以下同じ。
注2．前日の出勤日からの勤務明けの翌朝 8 時 30 分以降が非番日となる。以下同じ。

　２交代制から見ていこう。２交代制は、４週間単位で出勤日や非番、週休日を組み合わせる（表2-3）。２交代制の場合、１日目の午前８時30分に出勤すると、２日目の午前８時30分までが勤務となる。２日目の午前８時30分以降は非番になる。３日目は午前８時30分から４日目の午前８時30分まで勤務し、それ以降は非番になる。これを２〜３回繰り返した後に、週休日が入る。

　表2-3の具体例では、出勤日は20日（10日×２（２日分の勤務））になり、週休日は８日（週休２日）になる。なお、２交代制では、基本的に１日おき（週休日が入れば３日おき）に勤務が入るため、「今月は偶数日に勤務をする」とか、「来月の勤務日は奇数日になる」という形になる。月によって勤務日が偶数日になったり、奇数日になったりするのは、その月によって日数が異なるからである。

　３交代制でも、２交代制と同様、勤務後は非番となる。表2-4のとおり、３交代制は３週間が１つの単位となる。具体的に見ていこう。１日目は、午前８時30分から出勤すると、翌日の午前８時30分までが勤務となる。２日目の午前８時30分以降は非番になる。２交代制との違いは、３日目に週休日（１日）が入ることである。３交代制では、出勤日、非番、週休日というサイクルになる。３交代制では、基本的に２日おきに勤務日が来るため、２交代制のように、「勤務日が偶数

第2章 コロナ禍における働き方の変化

表2-4　3交代制の具体例

月	火	水	木	金	土	日
1日：出勤	2日：非番	3日：週休	4日：出勤	5日：非番	6日：週休	7日：出勤
8日：非番	9日：週休	10日：出勤	11日：非番	12日：週休	13日：出勤	14日：非番
15日：週休	16日：出勤	17日：非番	18日：週休	19日：出勤	20日：非番	21日：出勤（日勤）

出所：四日市市消防職員協議会（2021）『会員ハンドブック2021』より作成。

日になる」とか、「勤務日が奇数日になる」ということはないが、勤務日数の調整のため、日勤日が入る。日勤日の場合は、8時30分から17時15分までの勤務になる。

　表2-4の具体例でいえば、3週間で出勤日は15日（7日×2（2日分の勤務）＋1日（日勤））、週休日は6日（週休2日）になる。週平均にすると、消防以外の職員と同様、消防職員も週5日勤務、週休2日になる。

　このように、2交代制にしろ、3交代制にしろ、救急救命士は出勤と非番を繰り返し、週休日が入るという構造になる。このシフトが基本となるが、祝日の勤務や土日の週休日を平等に割り振るために、消防署内でシフトを調整することがある。総務省『日本の消防組織の概要等』によると、2016年段階で、2交代制は60.6％、3交代制29.7％、併用が8.6％であった。全国的には、2交代制の消防署が多い。

　調査対象者の勤務体制を見てみよう。表2-5によると、1週間の勤務日数は3日程度になっている。3人が2交代制で、2人が3交代制で働いている。また、備考欄を見ると、同じ救急救命士でも役割分担が異なる。N氏、O氏、P氏は救急救命士として救急車に乗車するが、基本的に消防車には乗らない。

　このように、救急か消防かに分かれるのは、人都市に限られる。Q氏とR氏が勤務する地方都市では、消防職員が少ないため、消防と救

表2-5　コロナ前の救急救命士の勤務体制（勤務先）

	勤務時間（日）	出勤日数（週）	出動回数の変化	備考
N氏	24時間	週3日程度（3交代）	増加	
O氏	24時間	週3日程度（2交代）	減少	
P氏	24時間	週4日程度（2交代）	変化なし	
Q氏	24時間	週3日程度（2交代）	減少	消防と救急を兼務。
R氏	24時間	週3日程度（3交代）	減少	消防と救急を兼務。副署長

出所：インタビュー調査より作成。

注．出動回数の変化とは、コロナ前（2019年度）とコロナ禍（2020年度）の出動回数を比較した結果を指す。

急を兼務している。Q氏とR氏は、勤務日によって、消防車に乗るのか、救急車に乗るのかが決まる。地方都市では、一般的に職員が消防と救急を兼務する形を取る。

　表2-5のコロナ前（2019年度）とコロナ禍（主に2020年度）の出動回数を見てみよう。コロナ前に比べると、出動回数が増えたのはN氏、変化がなかったのはP氏、減少したのはO氏とQ氏、R氏である。

　N氏は主要都市の消防署に勤務している。コロナ感染者が増えたため、コロナ禍で出動機会は増えた。地方都市の消防署に勤務するP氏は、コロナ前とコロナ禍の出動回数は変わらないと言う。その背景として、P氏は、コロナ禍でコロナ感染者の搬送が増えた一方で、コロナ前に比べると、夜の出動が減り、また本来救急搬送の必要のない要請が減少したことをあげる。地方都市の消防署に勤務するO氏、Q氏、R氏は、コロナ前に比べると、出動機会は減少した。救急救命士R氏が勤務する消防署では、2018年度の出動件数は1万件以上であったが、2020年度は9,000件程度にまで減少した。その背景には、R氏が言うように、コロナ前は救急搬送の必要のない住民からの要請もあったが、コロナ禍では、そうした要請が減ったことがある。具体例を示していないが、このことは救急救命士O氏とQ氏も指摘している。

第2章　コロナ禍における働き方の変化　　29

◆救急救命士

【R氏】病院の診察を控えた方が良い人たちが病院に行かなくなった
ので、救急車を呼ばなくなったと思います。

⑷ 保健師

　表2-6のとおり、保健師は6名である。保健所の業務は地方自治体
の業務になるため、保健師は地方公務員になる。正確に言えば、6名
のうち、T氏は公立病院の診療放射線技師である。ただし、T氏は、
2020年当時、地方都市の保健所に勤務し、コロナ感染者に関わる業務
を担当していた。また、保健所長は医師が務めることになっているた
め、V氏は医師である。両氏は保健所での勤務経験があり、実際にコ
ロナ対応に関わる職務を担当している。そこで、本書ではT氏とV氏
は、職種上、保健師として取り扱うことにした。加えて、保健師の中
には、コロナ担当部署の勤務であったり、T氏のように、別の職場に
勤務していたが、コロナ担当部署に応援に行ったりする経験を持つ保
健師が含まれる。

　保健師の勤務体制を見ていこう。平時の保健師の勤務は、地方公務
員と同じである。1日の勤務時間は7.75時間（8時30分〜17時15分の7

表2-6　コロナ前の保健師の勤務体制（勤務先）

	調査当時の所属	勤務時間（日）	出勤日数（週）	備考
S氏	保健所	7.75時間	週5日（月〜金）	コロナ担当部署を含め3つの課を管轄。
T氏	保健所	7.75時間	週5日（月〜金）	2020年度まで保健所勤務。
U氏	保健所	7.75時間	週5日（月〜金）	2020年度にコロナ担当部署の応援へ。
V氏	保健所	7.75時間	週5日（月〜金）	保健所長。
W氏	保健所	7.75時間	週5日（月〜金）	コロナ病棟への応援経験あり。
X氏	保健所	7.75時間	週5日（月〜金）	2022年度からコロナ担当部署に異動。

出所：インタビュー調査より作成。

時間45分、休憩時間は1時間）であり、週5日（月～金：週休2日）の勤務である。

　なお、保健師の勤務体制の特徴は、シフト勤務を行っていないことにある。日勤のみの職場であるため、コロナの感染拡大が発生し、業務量が急増すると、残業時間を増やしたり、土日の出勤で対応したり、保健所内や他部署からの応援を受け入れる等の対応をすることになる。保健師の残業時間の変化については、後で取り上げる。

2　コロナ禍で職場の人員はどのような状況になったのか

⑴　職場の人員体制

　次に、医療従事者が勤務する職場の人員体制について説明しておこう。インタビュー調査では、調査時点の職場の人員状況についてたずねている。具体的には、人員が足りているかどうか（人員の過不足）、職場の同僚に感染者が出たかどうか（同僚の感染の有無）、職場でコロナを理由に仕事を辞めた人（離職者）が出たかどうか（コロナ離職の有無）、異動や応援に伴う仕事の変化を示す。以下では、それぞれについて取り上げる。

①人員の状況

　図2-1は、コロナ禍の人員の状況を示している。これによると、医師、看護師、救急救命士は、人員が比較的足りている状況にある。他方で、保健師全員が「人員は足りていない」と回答している。

　主要都市で保健師を統括するS氏によると、保健所で人員不足が発生したため応援を受け入れたものの、コロナ担当部署の人員不足は解

図2-1 コロナ禍の人員の状況（職種別、人）

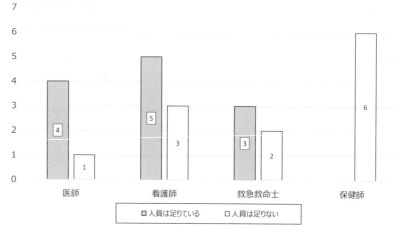

出所：インタビュー調査より作成。

消されなかったと言う。コロナ禍では、保健所で人員不足が深刻になっていた。

> ◆保健師
> 【筆者】2019年度と2020年度を比較した場合、人員の状況はどうでしたか。
> 【S氏】<u>いろんな人が応援に入ってくれていましたけど、コロナ担当部署の負担がどうしても大きかったです</u>。応援がたくさんになっても、そこの担当課の人の負担はなかなか軽減しなかったなというのが印象ですね。（下線は筆者）

②同僚の感染の有無

　職場の同僚で感染者が出たかどうかについて見ておこう。医師や看護師、救急救命士は、コロナ感染者と接する機会が多いからである。

職場の同僚に感染者が出たのは16人、感染者が出ていないのは4人、不明が4人である。職場の同僚に感染者が出たのは、全体の3分の2になる。データを示していないが、職種別に見ると、同僚に感染者が出たのは、コロナ感染者に直接対応する機会の多い医師と看護師、救急救命士に多い。

　次に、具体例に基づいて、職場の同僚に感染者が出たことによる影響を取り上げよう。看護師L氏は主要都市の大学附属病院のコロナ病棟に勤務し、M氏は地方都市の公立病院のECU病棟で副師長を担当している。L氏は調査当時（2022年12月：第8波）、同僚に感染者が出たため、休暇を返上し代わりに出勤していた。M氏は副師長として、看護師のシフトの決定に関わっている。第6波（2022年1月中旬〜2022年6月中旬）以降、出勤できない同僚の代わりに、休日を返上してシフトに入ることが多かったと言う。

◆**看護師**

【筆者】現在（2022年12月：第8波）は同僚に感染された方がいらっしゃって人員は厳しいという状況ですよね。

【L氏】そうですね。育児休暇に入ってらっしゃる方もいて、スタッフはマイナスのままでやっています。

【筆者】ご家族が感染してしまったとか、そういうふうになってくると、シフトに入れる人の数が足りなくなって、M様もお休みを削って出勤せざるをえないとかありますか。

【M氏】はい。勤務を変わって夜勤に入ったりとか、そういうのも多々ありました。

③コロナ離職の有無

　職場の人員状況を把握するには、離職者について見ておく必要がある。そもそも、医師や看護師は、他の職種に比べると、開業や別の病院に移る等、特定の組織や職場に定着するという傾向は弱い。それは、医師と看護師で離職する人が多いことを意味する。

　また、コロナ禍では、通常の離職に加え、コロナを理由とした離職が発生し、トータルで離職が増えた可能性が考えられる。そこで、コロナを理由とした離職があったかどうかを見ていこう。インタビュー調査では、調査対象者に職場の同僚でコロナを理由とした離職があったかどうかをたずねている。その結果、調査対象者の８人（全体の３分の１）で、同じ職場の同僚がコロナを理由に離職をしたと回答している。

　次に、コロナ離職にはどんな理由があるのか、具体的に見ていこう。医師B氏は、主要都市の公立病院でコロナ感染者に対応し、看護師K氏は主要都市の公立病院のコロナ病棟に勤務している。B氏が勤務する病院では、コロナ患者対応をする中で、患者が亡くなったことで精神的なショック（燃え尽き症候群）を受けた看護師が離職した。K氏が勤務する病棟では、コロナ禍の業務の大変さが離職の原因となった。

◆医師

【B氏】（離職した２人の看護師うち）１人は間違いなく燃え尽きた人です。

【筆者】その燃え尽きてしまったというのは、具体的にどのようなものですか？

【B氏】その何と言ったらいいかな、（コロナの）重症者のいろいろ、なんかPTSDじゃないけど。結構、メンタル的にしんどくなってしまった真面目な看護師さんでしたね。やっぱり結構元気な人が、悪

くなって死んでしまったりするので。「自分が悪かったのではないか」とか思ってしまう真面目な人もいるみたいです。（下線は筆者）

◆看護師

【筆者】コロナ病棟の人で、コロナを理由に辞められた方は最近いますか？

【K氏】一番最後に辞めたのは、ちょうど1年前（2021年6月：第3波）です。2021年の3月付で、3〜4人くらい一気に辞めました。やっぱりしんどいということで。コロナ対応に疲れてしまったと言って、私より下の代の子が辞めました。（下線は筆者）

⑵　異動に伴う仕事の変化

　異動に伴う仕事の変化についても取り上げよう。コロナ禍でも、人事異動（以下、異動）が行われている。異動は勤務する職場が変わることを意味するが、同時に仕事や職場のメンバーが変わることでもある。また、詳しくは後述するが、人員が足りなくなると、応援のために他の部署から人員が補充される。その場合、応援に行くスタッフは、自分の仕事よりもコロナ対応の仕事を優先することになり、一時的にではあれ、仕事が変わることになる。コロナ禍では、異動や応援で仕事内容が変わった医療従事者は24人中11人である。

　そこで、具体例を見てみよう。取り上げるのは、看護師L氏とM氏、保健師X氏である。L氏は、2020年度から主要都市にある大学付属病院のコロナ病棟で看護師をしている。それまでは、一般病棟に勤務していた。コロナ病棟には、様々な疾患を持つ患者が入院するため、様々な診療科にわたる知識や医療器械の操作が求められる。コロナ病棟での勤務は、L氏にとって、非常に密度の濃いものであると言う。

第2章　コロナ禍における働き方の変化　　35

M氏は、地方都市の公立病院のECUに勤務する看護師である。2021年度より一般病棟からECU病棟に異動し、医療機器やコロナ患者対応を勉強している。また、M氏は副看護師長であるため、毎朝、コロナ感染者を担当するか、コロナ感染者以外の患者を担当するか、ECU内の役割分担を決定する。そのような立場の看護師でも、自身がコロナ感染者を担当する日は緊張すると言う。それだけコロナ感染者に対応するのは苦労や負担が伴うことがわかる。

◆看護師

【L氏】（コロナ病棟は）勉強しつつたくさんいろんな経験はできますね。濃い数年を過ごしている感はあります。自分の看護の知識やらスキルやらも含めて、「あっ、これはこうなんだ」「ああ、これはこうか」というそういうのが日々ありますね。

【M氏】それこそ自己学習と言うんですかね、家に帰っても、いろいろ器械のこととか、勉強したりとかもあります。あと、コロナの患者さんの対応も、PPE（防護服等のこと）の装着とか、そういう負担があるので。やっぱり、（PPEを）脱ぎ着をして入るのはすごく大変で、思っていた以上に大変だったので、勤務で「コロナのほう担当だよ」となると、やっぱり緊張しますね。毎日、負担が多いですね。

　X氏は地方都市の保健所に勤務する保健師である。コロナの感染爆発期の2022年度に、保健所のコロナ担当部署へ異動となった。2022年度は、すでに第6波（2022年1月中旬〜2022年6月下旬）が始まっていた。コロナ担当部署への異動は、コロナ感染者対応で忙殺されることを意味していた。X氏は異動が決まったことに、ショックを受けたと言う。

◆保健師

【X氏】(コロナ担当部署への) 異動が決まった時はすごいショックで、行きたくないってなっていたんですけど。(下線は筆者)

なぜ、私ばかりこんなつらい思いして、(仕事を) しなきゃいけないんだっていう思いがあって。「早く (コロナ担当部署から) 異動したい」と思っていました。

3 コロナ禍の変化にどのように対応したのか

コロナ前に比べて、コロナ禍で医療従事者の働き方の何が変わったのか。その変化とは、業務負担の増加になる。一般的に考えれば、コロナ禍では、医療従事者の業務負担が増加したことが考えられる。実際、ほぼ全て (24人中23人) の調査対象者が、コロナ禍で業務負担は増加したと回答している。なお、コロナ禍で業務負担が減少したのは看護師J氏である。J氏が所属していた一般病棟は手術が多く、また委員会の業務や後輩の指導等もあったが、コロナ病棟では、残業時間が減り、後輩の指導もないことから、業務の負担は減った。この業務負担については、第3章のコロナ禍の苦労でも指摘している (第3章の図3-1)。

では、コロナ禍の業務負担増に対して、職場や医療従事者はどのように対応したのか。その対応方法には、主に応援の実施、労働時間 (残業や休日出勤) による調整の2つがある。

第2章 コロナ禍における働き方の変化　　37

(1) 応援の実施

応援とは、他部署からの人員を一時的に補充することを指す。例えば、保健所でいえば、同一保健所内の別の課から一時的に保健師を出してもらう方法もあれば、別の保健所に勤務する保健師に応援に来てもらう方法もある。ここでは、どちらも含めて用いている。

図2-2をもとに、コロナ禍で応援を行っていたかどうかを職種別に見ていこう。応援は、特に看護師と保健師で行われている。その内訳は、看護師8人中6人、保健師6人全員が「応援あり」と答えている。保健師U氏やW氏の事例のとおり、応援に駆け付けるスタッフには、非常勤職員が含まれるものの、その多くは正規職員である。

◆保健師

【U氏】コロナ対応においては、会計年度任用職員（専門職、アシスタント職）を登用しています。保健師（専門職・アシスタント職）・事務職（アシスタント職）いずれも採用していますが、スムーズな採用には至らず、必要な時にいないという実態もありました。(中略)結局、応援職員でカバーする状況であり、結局職員で何とか乗り越えるといったことの繰り返しでした。

【W氏】他の支所から来る職員は正規職員で、〇〇課の中で対応していた職員の中には臨時の職員もいました。

なお、図2-2のとおり、全ての職種で応援が行われたが、その全てが上手くいくとは限らない。再びU氏によると、現場は応援を必要としていたが、管理職の理解が得られず、応援に行きにくい状況であったと言う。その根底には、コロナ担当部署を管轄する管理職と良好な

図2-2 コロナ禍での応援の有無（職種別、人）

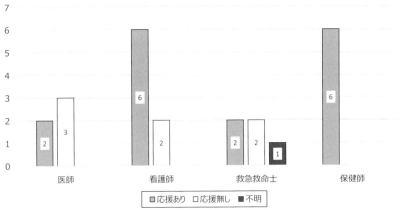

出所：インタビュー調査より作成。

コミュニケーションを図ることができなかったということがある。

◆保健師
【U氏】保健師同士は仲が良かったです。保健師たちは「何とか、みんなで頑張ろう」という気持ちがあったので良かったんですけど、結局、応援に行くことができないことの難しさだったり、応援にちょっと顔を出すと、管理職から指摘を受けたりとか、所内の雰囲気が非常に悪かったと言うんですかね。結局、管理職対現場みたいな構図が1年ぐらい、今（2021年9月：第5波）も続いていて、（管理職側から見て）何か「勝手に行動した」というような解釈にされてしまうというか。（下線は筆者）

第2章 コロナ禍における働き方の変化

⑵ **労働時間による調整**

　労働時間による調整では、残業時間、休日出勤、休憩時間・有給休暇の取得状況を取り上げる。

①残業時間の変化

　表2-7には、コロナ前（2019年度）とコロナ禍（主に2020年度）の残業時間を比較した結果を示している。残業時間には、1か月あたりの最大残業時間と1か月あたりの平均残業時間の2つがある。最大残業時間について見ると、増加した人が12人、変化しなかった人は4人、逆に減少した人が8人になる。

　他方で、1か月の平均残業時間を見ると、増加した人が12人、変化しなかった人は3人、減少した人は9人である。どちらも増加した人が最も多いが、減少した人も10人程度になる（表2-7）。

　コロナ前（2019年度）とコロナ禍（主に2020年度）で、残業時間がどのように変化したのかについて、職種別に見てみよう。1か月あたりの最大残業時間と平均残業時間が増えたのは、看護師と保健師である。全ての職種で残業時間が増えた人がいるが、看護師は半数程度（8人中3〜4人）、保健師は6名全員で残業時間が増加した。残業時間の変化を見ると、看護師と保健師の負担が大きいことがわかる（図2-3）。

　労働時間は増減の変化だけでなく、時間数も重要である。例えば、

表2-7　コロナ前とコロナ禍の残業時間の変化（人）

	増加	変化なし	減少	合計
最大残業時間 （1か月）の変化	12	4	8	24
平均残業時間 （1か月）の変化	12	3	9	24

出所：インタビュー調査より作成。

労働基準法では、1か月あたりの最大残業時間は45時間になっているのに加え、残業時間は60時間を超えると、残業手当の割増率は増える。また、1か月あたり100時間を超える残業をすると、1か月以内に過労死を引き起こす可能性が高まる。

表2-8では、コロナ前とコロナ禍（主に2020年度）の1か月あたりの最大残業時間を、45時間未満、45時間以上60時間未満、60時間以上100時間未満、100時間以上の4つで区分し、職種別に示している。

医師から見ていこう。医師は、コロナ前とコロナ禍で残業時間の変化は見られない。1か月あたりの最大残業時間は、労働基準法が定める月45時間未満は2人であるが、60時間以上100時間が3人である。現時点では、医師には時間外勤務の上限規制は適用されていないが、コロナ前から、労働基準法を上回り、過労死ラインに近い残業時間である医師がいる。

図2-3 コロナ禍で残業時間が増加した医療従事者の構成（職種別、人）

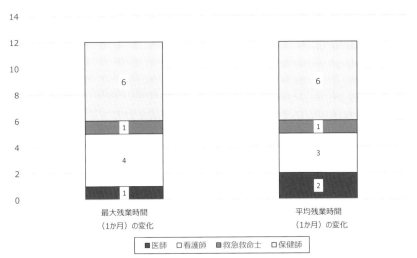

出所：インタビュー調査より作成。

第2章 コロナ禍における働き方の変化　41

表2-8　コロナ前とコロナ禍の１か月あたりの最大残業時間（職種別、人）

		45時間未満	45時間以上60時間未満	60時間以上100時間未満	100時間以上	不明	N
医師	コロナ前	2	0	3	0	0	5
	コロナ禍	2	0	3	0	0	
看護師	コロナ前	6	0	0	0	2	8
	コロナ禍	6	1	0	0	1	
救急救命士	コロナ前	4	0	1	0	0	5
	コロナ禍	5	0	0	0	0	
保健師	コロナ前	5	1	0	0	0	6
	コロナ禍	1	0	0	5	0	

出所：インタビュー調査より作成。

　看護師について見ると、最大残業時間が不明であるため、コロナ前とコロナ禍で最大残業時間が増加したかどうかははっきりしない。コロナ前とコロナ禍の１か月あたりの最大残業時間は45時間未満が６人であるが、コロナ禍になると、45時間以上60時間未満は１人になる。

　救急救命士について見てみよう。救急救命士は、今回の調査対象者に限って言えば、コロナ前よりもコロナ禍の方が、１か月あたりの残業時間が減少した。コロナ前では、45時間未満は４人、60時間以上100時間未満は１人であるが、コロナ禍になると、45時間未満は５人になる。

　保健師では、コロナ禍になって残業時間が増加した。コロナ前は、45時間未満は５人になり、45時間以上60時間未満は１人であったが、コロナ禍では、45時間未満は１人に減り、100時間以上は５人になった。保健師については、コロナ前から、労働基準法の規定を超えたのは１人であったが、コロナ禍では、その多くが過労死ラインを超えた。

　表2-8から、コロナ禍では、保健師の残業時間が急激に増加したことが明らかとなった。そこで、コロナ禍の保健師の労働時間について見てみよう。

S氏は統括保健師として、V氏は保健所の所長として、それぞれ主要都市の保健所で保健師を管理している。S氏によると、コロナ担当部署で勤務する保健師の残業時間は、2020年12月から2021年1月（第3波）にかけて、最も少ない保健師で108時間、最も多い保健師は166時間であった。前年の1月の残業時間は20時間未満であったから、最も残業が多い人で通常の8倍以上になった。

　保健所長V氏が勤務する保健所は、2020年から2021年にコロナ担当部署の保健師を増員したが、第4波（2021年4月下旬〜2021年6月中旬）の保健師1人あたりの残業時間は、第3波（2021年1月上旬〜2021年3月下旬）のピーク時と同じくらいになった。また、コロナ担当部署について見ると、2020年12月から2021年1月にかけて、1人あたりの残業時間は、60〜70時間程度であった。同保健所では、増員効果を打ち消すくらい、コロナ禍の業務負担は増えたと言える。労働時間の変化については、保健師の具体例を見ていこう。

　保健師U氏、X氏、保健所職員T氏の事例を取り上げる。U氏は、主要都市の保健所に勤務しているが、第3波（2021年1月上旬〜2021年8月下旬）の忙しい状況を具体例で語っている。2020年12月末から年明けが非常に忙しく、新年を保健所で迎えたと言う。T氏は地方都市の保健所に勤務し、U氏と同様、土日出勤をするだけでなく、正月三が日も出勤していたと言う。その結果、2021年1月のT氏の残業時間は100時間になった。

　なお、労働基準法第33条1項では、災害その他避けることのできない事由によって、臨時の必要がある場合においては、使用者は、行政官庁の許可を受けて、その必要の限度において労働時間を延長し、休日に労働させることができる。また、公務のために臨時の必要がある場合においては、国家公務員及び地方公務員は、労働時間を延長し、

休日に労働させることができることとされており、コロナ禍では、こうした対応が取られたと考えられる。

◆保健師

【U氏】やっぱり第3波の年末が厳しかったです。12月末から1月頭にかけては、(仕事が終わるのが)1時、2時というのはほぼ毎日そんな感じだったので。保健所で年越すみたいな感じでしたね。(下線は筆者)

【T氏】(第3波の)時間外が60時間とかになっている時は、4週あるうちの2・3週は、必ず(土日の)どっちか出勤していました。(時間外が)100時間になった時には、土日の両方とも出勤をしていました。(2021年)1月が多分、一番(時間外が)多かったんですが、正月三が日、毎日出勤していました。

　X氏は、コロナ担当部署で、第7波(2022年7月上旬〜2022年10月上旬)の忙しさを経験した。X氏は、当時の忙しさを、1日に8時間勤務を2回(日勤と準夜勤)やっているような感覚であったと言う。毎日、全速力で駆け抜けている感覚で仕事をしていたため、エレベータ等で立ち止まると動悸がした。X氏の事例も、コロナ禍の保健師の業務負担の大きさを物語っている。

◆保健師

【X氏】7波の一番ピークの時は、毎日、全速力で駆け抜けている感覚だったんですよ。それで、エレベータの中とかで立ち止まるじゃないですか。そしたらもう動悸がするみたいな。

【筆者】ああ、なるほど。

【X氏】私たちも（帰宅時間が）午前0時を越えていました。もう定時が22時だったんですよ、その頃の感覚は。22時に陽性者からの電話がいったん終わるんですね。いろんな問い合わせが終わるんです。22時から残った事務をやっていくんですよ。（1日に）8時間労働を2回やっていて、16時間ぐらい働いていたので、もう勘弁してという感じでしたね。（下線は筆者）

②休日出勤

　休日出勤についても確認しておこう。先に触れたとおり、S氏は主要都市の保健所で統括保健師をしている。統括保健師とは、「様々な部署の課題を組織横断的に検討し、市町村の政策の中で、健康づくり事業が推進できるように中心的役割を果たす保健師」と定義される（全国保健師長会市町村支部2014）。S氏によると、保健所以外の部署の協力を得て、ローテーションを組んで土日も応援に来てもらっていた。しかも当時は、コロナがいつ収束するか、先行きが不透明な状況が続いていた。そうした漠然とした不安の中で、コロナ担当部署のメンバーと応援スタッフは業務を遂行してきた。

　W氏は、地方都市の保健所で保健師として勤務し、コロナ部署への応援という形で第7波（2022年7月上旬～2022年10月上旬）を経験した。W氏は、平日は週2回、ピーク時は毎週のように、土日に出勤し応援に行っていたと言う。なお、コロナ感染ピーク時に見られた休日出勤の常態化については、具体例を示していないが、他の地方自治体に勤務する保健所職員T氏や保健師U氏、保健所長V氏も指摘している。

◆保健師

【S氏】土日もずっと働いているじゃないですか。土日もとにかく誰かが出勤しないといけないっていうこの体制、一体いつまで続くんだろうとみんな思っています。また患者が多くなると、今（2021年7月：第5波）も、コロナの担当課だけじゃなくて、○○センター（保健所以外の部署）からも手伝いに来てもらっているんですけどね。

【筆者】ローテーションを組んだ時は、大体、月何日ぐらいそのお手伝いに行く感じでしたか。

【W氏】（平日は）週2回はあったのと、土日勤務は月1回から。ピークの時はもう毎週出たりとかしていました。

③休憩時間・有給休暇の取得状況

　休憩時間と有給休暇の取得状況についても見ておこう。ここでいう休憩時間とは、食事や休息をとるための時間を指す。

　表2-9によると、コロナ禍になり、「休憩時間が取得しづらくなった」と回答した人は17人である。「変わらない」と回答した人は5人、「取得しやすくなった」と回答した人は2人である。「取得しづらくなった」と回答した人については、この後詳しく取り上げるが、「変わらない」と回答した5人は、医師3人、看護師2人である。「変わらない」と回答した医師や看護師は、平時もコロナ禍も変わらず、休憩時間を取得できていないと言う。このことに留意が必要である。

表2-9　休憩時間の取得状況（人）

	取得しづらくなった	変わらない	取得しやすくなった	合計
休憩時間	17	5	2	24

出所：インタビュー調査より作成。

コロナ前に比べて、休憩時間が取得しづらくなった人（17人）を職種別に見てみよう。図2-4によると、救急救命士と保健師が多い。調査対象者は、救急救命士が5名、保健師6人であるから、この2職種については、全員が「休憩時間が取得しづらくなった」と回答している。
　次に、休憩時間の取得状況について、エピソードとともに見ていこう。ここでは、休憩時間と有給休暇の取得に分けて取り上げる。休憩時間等の取得状況については、看護師と救急救命士を取り上げる。保健師については、残業時間の変化でコロナ禍の負担が増えたことがわかっているが、シフト勤務をする看護師や救急救命士については、残業時間の変化はほとんど見られなかったからである。見方を変えれば、看護師と救急救命士については、シフトの時間内で業務を遂行しようと調整することが考えられる。コロナ禍の看護師や救急救命士の負担を把握するには、休憩時間の取得状況の変化を見る必要がある。

図2-4　休憩時間等が取得しづらくなった医療従事者の構成（職種別、人）

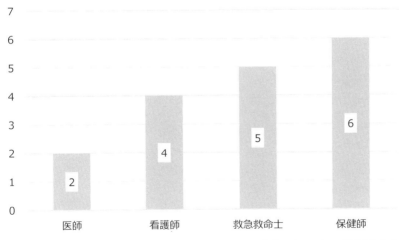

出所：インタビュー調査より作成。

第2章　コロナ禍における働き方の変化

まず看護師から見ていこう。地方都市の公立病院のコロナ病棟に勤務する看護師G氏によると、第5波（2021年7月中旬〜2021年9月下旬）のピーク時は、休憩時間を全く取れなかったと言う。昼食を取る時間は10分程度であり、これが唯一の休憩時間であった。それ以外は防護服を着てコロナ感染者に対応していた。

　救急救命士についても見ていこう。N氏は、主要都市の消防署で救急救命士として勤務している。第6波（2022年1月中旬〜2022年6月下旬）では、休憩時間を時間通りに取得できなかったと言う。最も忙しい時は、お昼を23時に食べることもあった。

◆看護師

【G氏】（第5波では）休憩時間が全く取れないということもあります。本当に繁忙な時は、5分か10分だけ防護服着てない時間。あとは全部、防護服を着ている時間です。

【筆者】お昼とかはどうしていたんですか。

【G氏】その5分、10分です。

◆救急救命士

【N氏】最近（2022年5月：第6波）だと全く取れなくて、お昼ご飯が18時とか。一番ひどい時は、お昼ご飯が23時でしたね。（下線は筆者）

【筆者】それはコロナ前も、コロナ禍も変わりませんか。

【N氏】23時にお昼食べたのは、コロナ初期の頃のことです。

　有給休暇の取得状況についても確認しよう。看護師L氏は主要都市の大学付属病院のコロナ病棟に勤務している。第8波（2022年10月中旬〜2023年3月下旬）では、有給休暇を希望通りに入れられる状況に

なく、出勤時に病棟の状況を見て、有給休暇を取得できるようであれば、取得するという状況であった。

　Q氏は地方都市での消防署で救急救命士として勤務している。Q氏は、先述のN氏と同じ第6波の時期には、同じ職場の同僚に感染者が出たため、その同僚の代わりに勤務に入ることになり、全く有給休暇を取得できなかったと言う。

◆看護師

【筆者】お話をうかがっていて、コロナ前とコロナ禍を比べると、有給は取りにくくなってしまったのかなと思ったんですが。

【L氏】そうですね。有休の希望を入れても、なかなかそこに有休がはめられないという状況です。朝（病棟に）行って、（病棟の状況を見て）「今日有休にするから帰る」というのがやっぱり多くなっていますね。

【筆者】そうすると有給は取れなくはないけど、希望通りには取れないっていうことですね。

【L氏】有休に関しては、特に「この日に有休下さい」と、今（2022年12月：第8波）は言えないです。（下線は筆者）

◆救急救命士

【Q氏】（有給休暇は）全く取れなくなりましたね。その分、他の人間が（感染等で）特別休暇を取っているということです。コロナに感染したから、特別休暇になるので、その分、われわれは有給休暇が取得できなくなっている。

⑶　体調不良

　残業時間の増加や休日出勤の実施、休憩時間の減少、有給休暇を希望する形で取得しづらくなる中で、職員の体調不良が発生した。保健

師W氏とX氏は地方都市の保健所に勤務しているが、第7波（2022年7月上旬〜2022年10月上旬）の中で、寝不足等による体調不良（頭痛等）を起こした。それでも二人は、薬を服用しながら勤務を続けている。また、主要都市の公立病院のコロナ病棟に勤務する看護師K氏は、コロナ禍のストレスで体調不良を起こし、病気休暇を2か月取得した。

◆保健師

【X氏】寝不足が続いて頭痛がして、それこそ痛み止めを飲んで働いていたりはするんですけど、みんな倒れないんですよ。みんな元気ではないんですけど、（幸いなことに）しんどい中で、倒れる人というのはいなかったですね。（下線は筆者）

【W氏】毎日、鎮痛剤を飲みながらだったりとか、少し気持ちを抑えるための漢方を飲んだりとかいうふうな感じで、お薬にちょっと頼りながら対応していたんですけど、それでもなかなか（痛みが）すっきり取れなくてというふうな感じは続いていました。（下線は筆者）

---

4 小括

　第2章では、平時の医療従事者の働き方を取り上げ、コロナが医療従事者にどのような影響を及ぼしたのかを見てきた。

　まず、平時の働き方に見られる課題について述べたい。平時の働き方に課題が見られたのは、1か月あたりの残業時間と休憩時間である。現時点で、医師には時間外勤務の上限規制が適用されていないが、1か月の最大残業時間では、医師3人、看護師、救急救命士、保健師の

一部において、コロナ前から労働基準法の規定を超えていた。そのうち、医師3人と救急救命士の一部については、過労死ラインに近い残業時間を経験していた。働き方改革では、勤務医の残業の上限規制が盛り込まれているが、医師以外にも残業時間の問題が見られた。また、医師と看護師からは、コロナ前から休憩時間が確保できていないという指摘が出された。

次に、コロナ禍の変化に対して、どのように対応したのかを取り上げる。コロナ感染者はいつ出るのか、どの時期に感染が拡大するかを予測することは困難である。そのため、コロナの感染状況を見ながら、その状況に応じて対応するほかはない。そこで、第2章では、医療従事者がコロナによる影響（業務負担増）をどのように吸収しているかを取り上げた。その方法は、職種によって違いが見られる。シフト勤務で働く医師や看護師、救急救命士は、平時から夜勤をしたり、24時間勤務を行っている。そのため、これらの職種については、シフト勤務の中でコロナ禍の業務負担を吸収している。それが、コロナ禍で、休憩時間の取得が困難になったり、希望する時期に有給休暇の取得が困難になるという事態が見られた。

これに対し、保健師は日勤が基本である。帝京大学大学院公衆衛生学研究科編（2021）が指摘しているとおり、保健所は平時からギリギリの職員数で業務を遂行している。通常の勤務時間内では、コロナ禍の業務負担増を吸収することは困難となり、コロナ禍では、保健所は深刻な人手不足に陥った。その一例を示せば、コロナ禍の保健師の残業時間は、感染拡大のピーク時になると、100時間を超えることもあった。また、保健師でも休憩時間の取得が困難となった。こうした事態を解消するため、地方自治体は保健所内や他部署からの応援を行ったり、残業や休日出勤を実施したりすることで、コロナ禍の業務負担を

吸収しようとした。

　それでも、コロナ禍の業務負担増は医療従事者に悪影響を及ぼした。保健師や看護師の中には、コロナ禍の業務負担によって、体調不良を起こす者が出た。また、第6波（2022年1月中旬〜2022年6月下旬）以降では、医療従事者が感染したり、濃厚接触者になったことで出勤ができなくなり、職場のシフト維持が困難になる場面が見られた。ただし、こうした状況でも、医療従事者は薬を服用しながら出勤し続けたり、また、出勤可能な職員で何とかシフトを維持している。

　ニュースや新聞等では、コロナ病棟の病床の使用率や感染者数等のデータ等が取り上げられるが、それに比べると、本章で取り上げた医療従事者が働く実態にスポットがあてられる機会は乏しい。先に触れたように、コロナ禍では、医療従事者は何とかサービスが滞らないように奮闘している。コロナ禍で、我々が日常生活を送ることができているのは、医療従事者のおかげである。アフターコロナになっても、そのことを記憶に留めておくことは必要なのではないだろうか。

参考文献
帝京大学大学院公衆衛生学研究科編（2021）『新型コロナウイルス感染症（COVID-19）からの教訓－これまでの検証と今後への提言』大修館書店

参考資料
柏市役所『勤務サイクル』（アクセス日は2023年5月18日）https://www.city.kashiwa.lg.jp/kyukyu/fdk/shobo/rainbow/shigoto/kinmusaikuru.html
総務省『日本の消防組織の概要等』（アクセス日は2023年5月18日）https://www.fdma.go.jp/singi_kento/kento/items/kento185_04_shiryo2.pdf
全国保険師長会市町村部会（2014）『統括的役割を担う保健師の配置に向けた取り組みについて』（アクセス日は2023年5月18日）http://www.nacphn.jp/02/bukai/pdf/SCS_2013K.pdf
日本看護協会医療政策部編（2023）『2021年　看護職員実態調査』（アクセス日は2023年5月18日）https://www.nurse.or.jp/nursing/home/publication/pdf/research/98.pdf
四日市市消防職員協議会（2021）『会員ハンドブック2021』

第3章

コロナ禍の医療従事者の苦労・
職場での無理解・風評被害

第3章では、コロナ禍の医療従事者の苦労、職場での無理解、風評被害を取り上げる。これらは、医療従事者にとっては職務を遂行する上での障害となっている。また、第4章で取り上げる個人の意識（満足度）にも影響を及ぼしている。

　まず、コロナ禍の苦労から見ていこう。調査では、調査対象者にコロナ禍の苦労を思いつくだけあげてもらった。なお、コロナ禍の苦労は、調査時点のコロナの感染状況の影響を受けることが考えられるため、可能な限り、補足説明を行っている。

　職場での無理解とは、コロナ感染者に対応する医療従事者に対する無理解である。例えば、看護師を例にあげれば、コロナ感染者に対応するのは、コロナ病棟やICU、ECU、HCUで勤務する看護師である。消防職員でいえば、救急搬送を担当する救急救命士である。こうしたコロナ感染者に対応する医療従事者は、感染リスクを負いながら職務を遂行しているが、コロナ初期（第1・2波）に、同僚、出入り業者、地域住民から心無い言葉を浴びせられたり、冷たい対応をされるということがあった。職場での無理解はこうした事例を指す。

　風評被害とは、世間の評判や噂等によって受ける被害のことである。風評被害も、職場での無理解と同様、コロナ初期（第1・2波）に発生した。医療従事者とその家族は、親族、子どもが通う学校の父兄、保育園等から、心無い言葉を浴びせられたり、冷たい対応を受けたりした。

　なお、職場での無理解と風評被害は、コロナ初期に見られた。この時期は、コロナウイルスの情報が蓄積されておらず、感染予防対策や感染した際の対応方法が整備されていなかったため、この時期は、多くの国民がコロナウイルスに対する恐怖や不安を抱えていたと考えられる。こうした恐怖や不安が職場での無理解や風評被害を引き起こし

たと考えられる。ただし、調査の限りでは、職場での無理解と風評被害は、コロナウイルスの情報が蓄積され、感染予防対策や感染した際の対応方法が確立されてくるにしたがって、見られなくなったことにご留意いただきたい。

1 コロナ禍の苦労には どんなものがあるのか

(1) コロナ禍における苦労の全体像

　医療従事者が経験したコロナ禍の苦労の全体像を確認しよう。図3-1は、コロナ禍の苦労として、調査対象者に思いつくだけ答えてもらった内容をまとめたものである。調査対象者の中には、同じ内容に関して複数回答することがあったため、その都度カウントしている。図3-1の数値は、各項目の延べの回答数を分子として、調査対象者数（24人）で除したものになる。

　図3-1を見ると、最も割合が高いのは、「行政内の連携（連絡調整を含む）」（62.5％）である。これに「コロナ感染者の対応に関わること」（58.3％）が続く。このほかに、主だったものとしては、「コロナ禍の業務負担」（33.3％）、「資器材の不足」（25.0％）、「コロナ感染者の受け入れと転院」（20.8％）、「防護服着用による仕事のしづらさ」（20.8％）、「搬送先の確保」（20.8％）がある。

　次に、図3-2をもとに、コロナ禍における苦労を職種別に見ていこう。図3-2で最も件数が多いのは、「行政内の連携（連絡調整を含む）」である。これを選んだ医療従事者は、看護師、救急救命士、保健師に多い。これらの職種は、国や地方自治体が示す方針のもと、病院、保健所、消防署と連携を図り、連絡を取りながら、コロナに対応している。その

第3章　コロナ禍の医療従事者の苦労・職場での無理解・風評被害　**55**

図3-1 コロナ禍の苦労（複数回答、%）

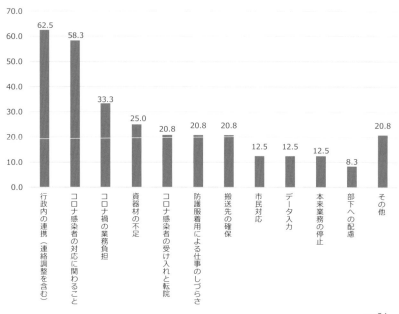

n=24
出所：インタビュー調査より作成。

注1．同じ調査対象が同様の回答をしている場合、その都度カウントしている。したがって、図中の割合を計算する際には、分子は延べの回答数であり、分母は調査対象者の人数（24人）になる。そのため、全ての割合を足し合わせても100%にはならない。図3-2も同じ。
注2．「行政内の連携（連絡調整を含む）」とは、国や地方自治体の方針転換によって現場が混乱したこと、二重行政等で地方自治体間の連携が図りにくくなったこと、病院、消防署、保健所間の連絡がスムーズにとれなかったこと等を指す。

ような役割を担当しているからこそ、これらの職種から苦労が指摘されたと考えられる。

その次に件数が多いのは、「コロナ感染者の対応に関わること」である。この項目は、医師、看護師、保健師があげている。医師と看護師はコロナ感染者の治療にあたり、保健師は、自宅療養をしているコロナ感染者の体調管理のために連絡等を行っていた。

「コロナ禍の業務負担」については、先に取り上げた2つの項目と

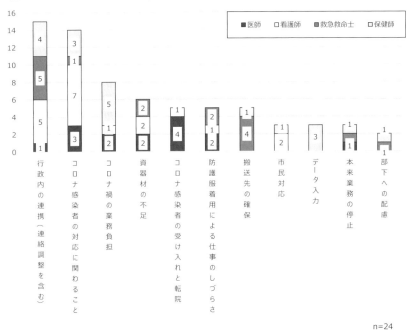

図3-2 コロナ禍の苦労（職種別、複数回答、件）

出所：インタビュー調査より作成。

は異なり、特に保健師が多い。保健所は自宅療養しているコロナ感染者の体調管理に加え、コロナ感染者や濃厚接触者の疫学調査、感染の疑いのある住民へのPCR検査の結果報告、国や地方自治体の求めに応じて行うコロナの感染状況のデータ入力、市民からの問い合わせ対応、地方自治体によっては、保健所が病床を管理し、コロナ感染者の搬送先の調整を担当していた。保健所は広範囲な役割を果たしていたため、コロナ禍の保健師の業務負担は大きく、その苦労がここに現れている。

その他には、「資器材の不足」「コロナ感染者の受け入れと転院」「防護服着用による仕事のしづらさ」「搬送先の確保」がある。

「資器材の不足」と「防護服着用による仕事のしづらさ」は、医師、

看護師、救急救命士があげている。病院に搬送されてくる患者の中には、コロナ感染者が含まれる可能性があるため、患者を搬送する救急救命士、病院で患者を受け入れる医師や看護師は、常に防護服等を着用して対応することになる。これらの職種は防護服を着用しての作業のしづらさを経験している。また、こうした資器材が不足すると、自身の感染リスクが高まるため、救急救命士や医師、看護師にとって、資器材の不足は死活問題になる。

「コロナ感染者の受け入れと転院」については、医師の回答が多い。病院内の転床や転院に関わる判断とその手続きは医師が行うため、医師の負担が大きかったと考えられる。

「搬送先の確保」は主に救急救命士があげている。既述のとおり、コロナの感染拡大が発生すると、病床が埋まり、患者を搬送する救急救命士は搬送先を見つけるのに苦労することになる。そうした苦労がここに現れている。

このように、コロナ禍の苦労を見ると、職種に共通して見られるものもあれば、特定の職種のみに見られたものもある。前者についていえば、「行政内の連携（連絡調整を含む）」や「コロナ感染者の対応に関わること」があり、後者については、「コロナ感染者の受け入れと転院」や「搬送先の確保」がある。

ところで、これまで取り上げたコロナ禍の苦労のうち、「行政内の連携（連絡調整を含む）」「コロナ感染者の対応に関わること」「資器材の不足」「コロナ感染者の受け入れと転院」「搬送先の確保」については、具体的なエピソードやデータ等とともに説明する。「コロナ禍の業務負担」については、第2章で取り上げており、また、「防護服着用による仕事のしづらさ」については、第4章の労働条件に対する満足度で取り上げる。

⑵　エピソード：コロナ禍の医療従事者の苦労

①行政内の連携（連絡調整を含む）の問題

　行政内の連携（連絡調整を含む）には、国や地方自治体の方針転換によって現場が混乱したこと、二重行政等で地方自治体間の連携が図りにくくなったこと、病院、消防署、保健所間の連絡がスムーズにとれなかったこと等を含む。具体例を示そう。

　G氏が勤務する県では、県と県庁所在地に保健所があり、2つの地方自治体間で連絡調整がスムーズにいかなかった（二重行政）と言う。また、J氏は、主要都市の公立病院のコロナ病棟に勤務しているが、保健所からの情報と患者の症状が一致しないことがあり、その対応に苦労した。いずれも行政内の連携が進まず、現場に混乱が生じた。

◆**看護師**

【G氏】○○市（県庁所在地）で発生したものは、○○市の保健所で把握しますが、△△県としても把握しなきゃいけない。<u>入院退院、入院調整とかそういうのを行っているのが県だから、県に情報を上げるとか、そういった情報伝達が非常に今（2021年10月：第5波以降）もうまくいっていないです。</u>（下線は筆者）

【J氏】（保健所から）最初に聞いていた内容と全然違ったりしました。全く動けないと聞いたのに、全然動けるし、何なら本人は帰りたいと言っているとか。逆に、すごい重症だったり。それを言ってくれていたら、こっちもICUが空いているか確認しながら受け入れなきゃいけなかったレベルだったとか。保健所とのうまく連携が取れないというのもありましたね。

第3章　コロナ禍の医療従事者の苦労・職場での無理解・風評被害

②コロナ感染者の対応に関わること

　コロナ感染者の対応に関わることには、コロナ感染者の対応する際の苦労であったり、コロナ感染者とコミュニケーションが取れず、治療がしづらくなったり、カスタマー・ハラスメントを含め、患者が病院の指示に従わなかったこと等が含まれる。この項目についても、具体例を示そう。

　医師B氏は、主要都市の公立病院の総合内科に勤務している。B氏は、第1波（2020年4月）からコロナ感染者に対応している。第1波の最初の頃、B氏はコロナに感染した自覚のない若い者への対応に手を焼いた。

◆医師

【B氏】2020年の4月に、若い子がコロナにかかって（病院に）来てね。いきなり「コンビニ行っていいですか？」と言い出して、「はい？」という感じになりました。「あなた、ここ（病院）にいる理由、わかってないだろう？」と、文章を書いて渡したら、一応理解してくれましたが。

　看護師K氏は、主要都市の公立病院のコロナ病棟に勤務している。医療従事者のワクチン接種が行われていなかったコロナ初期（第1・2波）に、コロナ感染者とのコミュニケーションがうまく取れず、八つ当たりをされた経験を語っている。

◆看護師

【K氏】患者さんとどう関わればいいのか、わからなくなってしまい
ました。あんまり（病室に）長居しすぎると、ワクチンを打つ前は、
自分も感染してしまうかもしれないから、最低限でというところも
あったので。患者さんもストレスを感じているけど、話を聞いてあ
げられないというジレンマだったりとか。コミュニケーション不足
だからこそ、（感染者に）八つ当たりもされるというところもありま
した。（下線は筆者）

③資器材の不足

　資器材とは、サージカルマスク、N95マスク、手袋、ゴーグルといっ
た防護服や消毒液等を指す。2020年には、全国的にマスクが不足した
時期があるが、医療従事者が働く現場でも、個人用防護服（PPE）等
の資器材が不足するという事態が発生した（関2021、横倉2021）。

　その時期を図3-3で確認しよう。この図は、全日本自治体労働組合（以
下、自治労）が2020年10月26日から12月末にかけて、加盟組合のある
医療機関で働く医療従事者を対象に実施したアンケート調査によるも
のである。この図を見ると、2020年3月の段階で、「個人用防護服（PPE）
が不足していた」の回答者が5割を超えている。その傾向は同年7月
まで続くが、この時期は第1・2波の時期と重なり合う。「資器材の
不足」が生じたのは、本書でいうコロナ初期だと言える。

　こうした問題は、医療従事者からも指摘されている。先述の看護師
K氏は、2020年8月に看護部長に嘆願書を提出したが、その中に、資
器材を安定供給してほしいという一文を盛り込んだ。その後、政府の
対応もあって、資器材が安定供給されるようになった。

図3-3　個人用防護服（PPE）の不足状況の推移（2020年1月～11月）

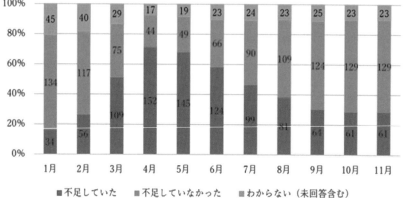

出所：全日本自治団体労働組合（2021）『新型コロナウイルス感染症問題に関わる検証等の会議報告書』より。

> ◆看護師
> 【K氏】「私たちにこれ（簡易な防護具）しか支給されないんだったら、もうやれません」ではないですけど、なるべく安定した供給を求めるということは、たしか（嘆願書に）一文入れたと思います。

　資器材の不足は消防署でも発生した。救急救命士P氏が勤務する消防署では、資器材の備蓄がうまく進まず、その問題がコロナ禍で露見した。

> ◆救急救命士
> 【P氏】SARSだったり、新型インフルエンザが発生した時に、これ（資器材のこと）を常備して、備蓄として何年間で回してというのをやっていたのが、うまくできていないところがあったというのが露呈したんですよね。

④コロナ感染者の受け入れと転院

　「コロナ感染者の受け入れと転院」とは、病院内のコロナ感染者の転床（症状に応じた診療科の異動）と後方支援病院に転院する際の苦労を指す。コロナ感染者を受け入れる病院によっては、患者の症状（重症者、中等症、軽症）に応じて収容先が異なる。

　例えば、重症者はICUやHCU等で受け入れ、中等症や軽症者は感染症病棟（コロナ病棟）に収容するといった具合である。この場合、ICUに収容された重症のコロナ感染者の症状が良くなれば、別の重症の感染者を受け入れるために、比較的症状の軽い重症の感染者を感染症病棟に移す対応がとられる。これを転床という。また、感染症病棟の軽症者が快方に向かえば、自宅に戻るか、後方支援病院に転院してもらう。

　このような形で、病院内の受け入れ態勢や病院間の役割分担が決まっているが、コロナの感染拡大が発生すると、そのサイクルがスムーズにまわらなくなることがある。その一例として、医師E氏の事例を取り上げる。E氏は、調査時点（2023年2月：第8波）では、地方都市の公立病院に内科医として勤務し、自身の患者に加えて、コロナ感染者を診ている。

◆医師

【E氏】デルタ株（第5波で発生：2021年7月中旬〜2022年9月下旬）は、結構すごいウイルスだなと思っていたんですけど、今（第8波、オミクロン株）はそんなに異常ではなくて、感染力は多分上がっている可能性はあるんですけど、ウイルスの病原性自体は、派手な肺炎を起こす人は少ないという印象があります。1年前と比べても、病棟の入院患者さんもだいぶ変わっているなという感じがしますね。

【筆者】今のお話だと、高齢者の方が入院患者に多いということですか。

【E氏】そうですね。今、もう高齢者の方が多いです。コロナ自体はそう大したことないのに、肺のCTを撮っても大したことないのにという人が多いですね。食事ができなかったり、基礎疾患が悪くなったりして、入院になってしまうという。

　第1章で示したように、オミクロン株が流行したのは、第6波（2022年1月中旬～2022年6月下旬）からである。E氏の発言のとおり、オミクロン株は、デルタ株に比べると、症状は弱いものの感染力が高いという特徴があり、また、基礎疾患を持つ感染者の場合、それを悪化させるという特徴もある。高齢者は基礎疾患を持つ人が多くなるため、E氏が言うように、オミクロン株が流行する時期（第6～8波：感染爆発期）になると、高齢者の入院患者が増えた。その場合、コロナの症状は回復しても、患者の基礎疾患が悪化したことで、後方支援病院への転院が困難になり、新たなコロナ感染者を受け入れにくくなるといったケースが生じたと言う。

⑤搬送先の確保

　搬送先の確保にかかわる苦労について説明をしよう。コロナの感染拡大が発生すると、特に感染者を受け入れる病院を見つけることが大変だということは、ニュース等を通じてよく知られていることである。

　全国消防職員協議会（2023）によると、2022年中に救急出動で、医療機関への受け入れ照会が4回以上になったと回答した消防職員は78.4％（「頻繁にあった」29.6％と「時々あった」48.8％の合計）であった。また、同じ調査で、2022年中の救急出動で、医療機関の受け入れ先が見つからず、現場滞在時間が30分以上となった割合は82.1％（「頻繁に

あった」25.9％と「時々あった」56.2％）である。救急救命士が、コロナ感染者を受け入れる病院を探すのに苦労したことがわかる。

　個別の事例について見ていこう。N氏が勤務する主要都市では、感染者が増えると、搬送を受けてくれる病院を探すのに非常に苦労したと言う。個々の病院は対応状況により搬送の受け入れを断ることができるが、消防署は救急車の出動要請を断ることができないからである。調査時点（2022年5月：第6波）では、搬送先の病院を探すのに、日をまたいだり、7〜8時間かかったケースもあった。

　こうした事情は、程度の差こそあれ、地方都市にも当てはまる。地方都市の救急救命士O氏によると、救急搬送先を探す際に、コロナ感染者である可能性を伝えると、病院の対応が明らかに悪くなったと言う。その場合は、リストにある全ての病院に連絡をする。それでも受け入れてくれる病院が見つからなければ、2回目の連絡をしたりすることもある。なお、幸いなことに、調査時点（2022年5月：第6波）では、搬送先が見つからないことはないと言う。

◆救急救命士

【筆者】搬送先を探すのにご苦労はありました？

【N氏】本当に搬送先の病院が決まらないという苦労がすごかったです。本当に日をまたいで6時間病院を探し抜くとか。（中略）（病院への）移動時間自体は、多分1時間ちょっとで済むとは思うんですけど。病院を探すのだけで7〜8時間とか探してたりしましたから。

【O氏】酸素飽和度が低いと、酸素を投与するぐらいしかすることがないんです。（そうなると）もう病院の受け入れが明らかに悪くなりまして。病院との交渉にものすごい時間がかかりました。

【筆者】「コロナかもしれません」とか言うと、「いや、うちは無理です」という話になってしまいますか。

【O氏】はい。「コロナの可能性は否定できません」と伝えると、「うちは無理です」という対応になります。

2 職場での無理解にはどんなものがあるのか

　ここでは、コロナ初期（第1・2波）に見られた職場での無理解を取り上げる。まず職場での無理解の全体像を説明しよう。職場での無理解は24人中7人で見られた。職種別では、看護師、救急救命士、保健師で見られた。

　職場での無理解の具体例を示そう。下記は、コロナ初期（第1・2波）に、看護師G氏が職場で経験した職場での無理解の一例である。地方都市の公立病院に看護師として勤務するG氏は、病院内の廊下で同じ病院のスタッフ（医師、看護師、理学療法士等）に遭遇した際に、感染症病棟（コロナ病棟）に勤務をしているということで、避けられた経験を持つ。そのため、勤務先の病院でありながら、G氏は自分が所属する病棟以外に居場所はなくなったという心境になった。

◆看護師

【G氏】露骨に、（廊下で）すれ違う時に避けられる。これもありました。廊下を歩いていると、目の前にいた人たちが、「あの人は感染病棟の人だから早く行かなくちゃ」とか。

【筆者】もう人がさぁってはけてしまうような感じですか。

【G氏】そうです。孤独です。相当な孤独です。だから、<u>感染症病棟</u><u>にいれば、仲間がいるけれども、いったん（病棟を）離れてしまうと、</u><u>病院の中はホームであるはずなのに、全部アウェイになりましたよ、</u><u>当初は。</u>第1波（2020年4月上旬～2020年5月下旬）、第2波（2020年7月上旬～2020年8月下旬）。相当でした。（下線は筆者）

　表3-1には、職場での無理解の事例を列記している。職場での無理解は、医師や同僚の看護師、近隣住民、出入り業者との間で発生した。コロナ感染者に対応することで、同じ職場の同僚から、エレベータや食堂、シャワー室、手洗い場等の共有スペースの使用を嫌がられたり、廊下で会えば避けられたりした。また先述の看護師G氏は、同じ病院

表3-1　職場での無理解の事例（コロナ初期）

・ロッカーやシャワー室、手洗い場等の共有スペースをコロナ病棟の看護師と分けるよう要請が出たり、廊下で会うと避けられたりした。（看護師G氏）
・ある医師からは「お前たちは汚いから、近寄るな。他のスタッフに近づくな」と言われた。（看護師G氏）
・コロナ病棟の看護師（同僚）を避けたり、共有のエレベータの使用について、同僚から尋ねられたりした。（看護師K氏）
・共有スペースやエレベータの使用を別々にするよう求められたり、陰で良くない噂を立てられた。（看護師H氏）
・コロナ感染者の搬送を終えて消防署に戻った際に、近づこうとしない同僚がいたり、一緒に食堂を使うのを嫌がる同僚がいた。（救急救命士N氏）
・コロナ感染者搬送後に、救急車内の消毒を行い、シャワーを浴びても、同僚に「消毒をちゃんとしたのか」と尋ねられた。同僚に「ばい菌」あつかいをされたと感じた。（救急救命士P氏）
・職場では、「救急車内の消毒は、コロナ感染者を搬送した職員だけがやれば良い」という方針が出ていた。（救急救命士P氏）
・保健所でPCR検査を実施していることを知った近隣住民から、保健所内の敷地にコロナ感染者を入れないよう苦情の連絡が入った。（保健所職員T氏）
・保健所のごみを収集する業者から、「これは感染者のゴミなのか」と聞かれたり、保健所のごみ収集を拒否された。（保健所職員T氏）
・お弁当を配達していた業者がコロナ禍で配達に来なくなった。（保健師U氏）

出所：インタビュー調査より作成。

の医師から、心無い言葉を浴びせられた。

　なお、感染症の患者を受け入れる病院内では、感染管理の面からも他の職場に比べ厳格な管理が求められることは言うまでもなく、特に初期の未知のウイルスに対する感染管理体制が充分に確立されていない中では、場合によっては神経質となることも想像に難くない。ただし、その結果、上記のG氏の事例に見られるように、実際に対応する職員はウイルスに感染する不安とともに孤独感をも感じることとなった。

　一方で、保健所には、地域住民から苦情の連絡が入ることもあった。保健所の敷地内でPCR検査を実施していることを知った近隣住民が、コロナ感染者を敷地内に入れないよう苦情の電話を入れた。また、保健所のごみ収集を担当していた業者からは、ごみの収集を拒否されるといったことも発生した。

3　風評被害にはどんなものがあるのか

　風評被害についても見てみよう。風評被害は、24人中6人で見られた。職種構成を見ると、全ての職種で風評被害が発生した。以下では、それぞれについて取り上げていくが、風評被害の被害者は、調査対象者本人と職場の同僚である。

　風評被害の一例として、医師C氏の事例を取り上げる。C氏は、主要都市の大学病院の救急救命センター（ECU）で勤務している。2020年に親族の葬儀のために帰省した際に、親族が「C氏は、コロナ感染者の診療をしているんでしょう？お葬式に来るの？」と言っていたことを知った。コロナ初期（第1・2波）は、下記のC氏の事例に見られるように、コロナに対する恐怖は強く、特に、主要都市から地方都

市への帰省は歓迎されていない状況にあった。

◆医師

【C氏】僕の地元は、〇〇県の端っこにあるんですけど、そこで1人でもね、（感染者が）出ようものなら、地方のニュースですけど、「〇〇市から、何歳の男性、陽性者、出ました。年齢は幾つで、どこどこに旅行に行っていてなりました（感染しました）」みたいに、全部言われて。そうしたら、もうその人引っ越してしまいました。

　表3-2には、風評被害の事例を示している。インタビュー調査の限りでは、調査対象者の家族は、調査対象者の仕事に理解を示している。

表3-2　風評被害の事例（コロナ初期）

・法事で帰省した際に、親族が首都圏でコロナ感染者の治療をしているC氏が帰省するのかどうかを気にしていたことを知った。(医師C氏)
・同僚医師が保育園に子どもの登園を拒否されたため、出勤できないことがあった。(医師C氏)
・お店でレジ打ちをしていた子どもの同級生の父兄から露骨に避けられた（看護師G氏)。
・同僚の子どもが学校でいじめられた。(看護師G氏)
・家族の結婚式への出席を拒否された同僚がいる。(看護師G氏)
・同僚の子どもが、母親がコロナ病棟に勤務していることを学校で聞かれた。(看護師K氏)
・勤務する病院でクラスターが発生すると、M氏が感染していないことがはっきりするまで配偶者に出勤しないようお願いしている。それが繰り返されると、配偶者が職場で嫌味を言われた（看護師M氏)。
・同僚の男性隊員が保育園に子どもを預ける際に、登園を控えたり、送迎を母親に代われないかと打診された。(救急救命士P氏)
・同僚が保育園から子どもの登園を控えるよう言われた。(保健所職員T氏)
・コロナ感染者を受け入れている病院の医師が保育園を辞めるよう言われた。(保健所職員T氏)
・同僚が保育所に子どもの登園を断られたり、保健所勤務のことを聞かれたりした。(保健師U氏)

出所：インタビュー調査より作成。

また、調査対象者の家族が風評被害にあうことはほとんどなかった。ただし、日本医師会（2021）が指摘しているとおり、医療従事者の家族が風評被害にあうケースも存在した。

　表3-2を見ると、風評被害で多いのは、子どもを預けている保育園から、医療従事者本人ではなく別の家族が子どもを送迎するようにお願いされたり、登園を控えるよう要請されたりしたほか、場合によっては、子どもの登園を拒否されたり、園を辞めるよう依頼されたというケースが発生した。その結果として、医療従事者の出勤に影響を及ぼした。

4 小括

　本章では、コロナ禍における医療従事者の苦労とコロナ初期（第1・2波）に見られた職場での無理解、風評被害を取り上げた。コロナ禍の苦労は、職種に共通してみられるものと特定の職種に限って見られるものがあった。職種による苦労の差異は、職種によって職務内容や役割が異なることで生じたと考えられる。見方を変えれば、コロナ禍の苦労は、様々な場面で見られたと言える。次の感染拡大が発生する際には、こうした苦労が少しでも軽減できる体制の構築が必要になる。

　職場での無理解では、同じ医療従事者である同僚から心無い発言をされたり、冷たい対応をされるということが見られた。風評被害では、医療従事者の子どもを預かる保育園から登園を控えるよう依頼されたり、場合によっては、園を辞めるよう要請されたりするといったことも起こった。こうした風評被害は日本医師会（2021）だけでなく、倉原（2021）でも指摘されている。その結果、子どもを保育園に預けら

れず、出勤できなくなる等、医療従事者の勤務に悪影響を及ぼした。

　調査の限りでは、こうした職場での無理解や風評被害は、コロナウイルスに関する情報がなく、感染予防対策や感染した際の対応方法が確立しておらず、コロナに対する恐怖や不安が強かったコロナ初期（第1・2波）に見られた。その時の状況を考えれば、職場をコロナ感染から守ることを優先せざるを得ないという点も致し方ないところがあるかもしれないが、コロナ感染者に対応する医療従事者は、同じ状況で感染リスクを負って職務を遂行している。そうした医療従事者に対する配慮は必要ではないだろうか。

　コロナ初期から、コロナ病棟に勤務し、職場での無理解にあったK氏の事例を見ておこう。K氏は、同僚から受けた心無い言葉や冷たい対応で傷ついた経験を持つ。その上で、新たな感染症が発生した際には、対応するスタッフへの配慮を求めている。本章の冒頭で取り上げた看護師G氏とK氏の事例は、職場での無理解が発生した当時の医療従事者の気持ちをよく表している。

◆看護師

【K氏】<u>同じ医療従事者だったり、院内のスタッフからも、差別を受けていたというのがあったので。何でこんなにつらい思いしなくちゃいけないんだろうと思いましたね。</u>（下線は筆者）

　私自身が、やっぱり一番（職場の無理解で）傷ついたというのもあるんですけど、やっぱり同じ病院内でそういう感染症にあたっているスタッフに対して、他の部署のスタッフの態度だったりとか、偏見というのがなくなったら、もうちょっと気持ちが楽になるなというふうに思います。

第3章　コロナ禍の医療従事者の苦労・職場での無理解・風評被害　　**71**

コロナ禍の苦労を経験したり、職場での無理解や風評被害にあった
のは、私たちの命を救ってくれる医療従事者である。医療従事者が働
きにくい状況が発生すれば、場合によっては、私たちの命が脅かされ
る可能性があるのではないか。コロナ禍の苦労や職場での無理解、風
評被害を過去の経験に留めてしまうのか、それとも新たな感染症への
教訓として活かすのか、どちらになるかは、今後の対応次第で決まる
ように思われる。

参考文献

倉原優（2021）『新型コロナ病棟ナース戦記－最前線の現場で起きていたこと』MCメディ
　カ出版

関なおみ（2021）『保健所の「コロナ戦記」TOKYO2020-2021』光文社（光文社新書）

全日本自治団体労働組合（2021）『新型コロナウイルス感染症問題に関わる検証等の会議
　報告書』

横倉義武（2021）『新型コロナと向き合う－「かかりつけ医」からの提言』岩波書店（岩
　波新書）

参考資料

全国消防職員協議会（2023）『コロナ禍における救急体制の実態調査』(記者レク資料)

日本医師会（2021）『日本医師会　新型コロナウイルス感染症に関する風評被害の緊急調
　査』（アクセス日は2023年4月27日）https://www.med.or.jp/dl-med/teireikaiken/
　20210203_4.pdf

第4章

医療従事者の意識の変化

第2章では、コロナ禍で、医療従事者の仕事の内容は変化し、また業務負担が増加したことを取り上げた。また、第3章で取り上げたように、コロナ禍では、様々な場面で苦労や職場での無理解、風評被害が見られた。第4章では、医療従事者の意識の変化を取り上げる。具体的には、コロナ前（2019年度）とコロナ禍（主に2020年度）を比較し、家庭生活の満足度、労働条件の満足度、職場の人間関係の満足度がどう変化したのか、そして、その変化をもたらした背景に注目する。

1　満足度はどのような変化を見せたのか

　コロナ前（2019年度）とコロナ禍（主に2020年度）で、家庭生活や労働条件、職場の人間関係の満足度が、どのように変化したのかを見てみよう。インタビュー調査では、コロナ前の満足度を100とした時に、コロナ禍の満足度はどうなったのかを数値で回答してもらった。その変化を集計したのが表4-1である。

　まず、家庭生活の満足度から見ていこう。コロナ前とコロナ禍の満足度を比較すると、満足度が低下したのは24人中18人、変化しなかったのは4人、上昇したのが2人である。家庭生活の満足度については、調査対象者の4分の3に低下が見られる。逆に、コロナ禍で、家庭生活の満足度が上昇した背景には、家族のおかげでコロナ禍を乗り越えられたこと（医師D氏）、コロナ病棟に異動したことで、残業が減り自宅で過ごす時間が増えたこと（看護師J氏）がある。

　労働条件の満足度の変化については、24人中18人が低下し、5人は変化が見られない。労働条件の満足度に上昇が見られたのは1人である。労働条件の満足度についても、調査対象者の4分の3で低下が見

表4-1　家庭生活・労働条件・職場の人間関係の満足度の変化（人）

	低下	変化なし	上昇	合計
家庭生活の満足度の変化	18	4	2	24
労働条件の満足度の変化	18	5	1	24
職場の人間関係の満足度の変化	15	7	2	24

出所：インタビュー調査より作成。

られる。また、コロナ禍で労働条件の満足度が向上した背景には、コロナ禍で残業が減少したことがある（看護師J氏）。

　職場の人間関係の満足度については、家庭生活と労働条件の満足度とは異なる結果が見られる。職場の人間関係の満足度が低下したのは24人中15人、変化が見られなかったのは7人、上昇したのは2人であった。家庭生活と労働条件の満足度に比べると、職場の人間関係の満足度は低下した人数が少なく、変化しなかった人数は多い。また、コロナ禍で職場の人間関係の満足度が上昇したのは2人であるが、その背景には、職場の同僚に恵まれていること（看護師J氏）、保健所が一丸となってコロナ対応ができたこと（保健所長V氏）があげられている。

　コロナは、医療従事者の職場や労働条件だけでなく、家庭生活にも影響を及ぼしたことがわかる。その影響は、特に家庭生活と労働条件に出たと言える。

2　なぜ満足度は低下したのか

　表4-1で見たとおり、医療従事者の多くは、家庭生活、労働条件、職場の人間関係の満足度が低下した。そこで、個人の満足度が低下した背景を見ていこう。インタビュー調査では、調査対象者に満足度が低下した理由を答えてもらった。

第4章　医療従事者の意識の変化　　75

対象者は、表4-1で満足度が低下したと回答した医療従事者である。家庭生活と労働条件の満足度が低下したのは18人、職場の人間関係の満足度が低下したのは15人である。調査では、調査対象者にそれぞれの満足度を低下した理由を尋ねているが、その回答は1人1つずつであった。その結果を図4-1に示している。

家庭生活の満足度が低下した背景には、「外出の自粛など」（6人）、「家族と過ごす時間の減少」（5人）、「隔離生活のため（感染予防）」（3人）、「その他」（4人）がある。職種別に見ると、「外出の自粛など」は、看護師と救急救命士があげており、「家族と過ごす時間の減少」は保健師（5人中3人）が多い。「隔離生活のため（感染予防）」は、コロナ感染者の治療にあたる医師と看護師があげている。

図4-1　満足度低下の背景（職種別、人）

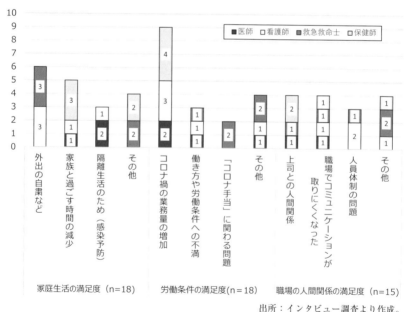

出所：インタビュー調査より作成。

労働条件の満足度が低下した背景には、「コロナ禍の業務量の増加」（9人）、「働き方や労働条件への不満」（3人）、「『コロナ手当』に関わる問題」（2人）、「その他」（4人）がある。特に、「コロナ禍の業務量の増加」が多い。職種別に見ると、「コロナ禍の業務量の増加」は保健師（5人中4人）が多く、「『コロナ手当』に関わる問題」は救急救命士のみがあげている。

　職場の人間関係の満足度が低下した背景には、「上司との人間関係」（4人）、「職場でコミュニケーションが取りにくくなった」（4人）、「人員体制の問題」（3人）、「その他」（4人）がある。職場の人間関係の満足度の低下については、職種別の特徴は見られない。見方を変えれば、職場の人間関係の満足度が低下した原因は、全ての職種に共通すると言える。

3　エピソード：満足度低下の背景

　個人の満足度が低下した背景をより深く理解するために、それぞれについて、具体的なエピソードを取り上げる。なお、取り上げるのは、「その他」を除く、図4-1で取り上げた項目である。

(1)　家庭生活の満足度

　家庭生活の満足度が低下した背景には、「外出の自粛など」「家族と過ごす時間の減少」「隔離生活のため（感染予防）」の3つがある。以下では、それぞれについて見ていく。

第4章　医療従事者の意識の変化　　**77**

①外出の自粛など

　外出の自粛などは、看護師と救急救命士があげている。外出の自粛などには、2つの意味がある。1つは、文字どおりの外出の自粛である。コロナ禍で、地方都市の救急救命士P氏は、職業柄、外出を自粛してきた。P氏は、コロナ前から頻繁に外出するタイプではなかったが、それでもコロナ禍の外出の自粛によって、家庭生活の満足度は低下した。

　2つは、救急救命士R氏が指摘するイベント参加機会の減少である。R氏も、P氏と同様、地方都市で救急救命士として勤務している。R氏が言うように、コロナ禍では、卒業式や文化祭等の学校行事が中止になったり、規模が縮小されたりした。この点も、医療従事者の家庭生活の満足度の低下につながった。

◆救急救命士

【P氏】もともと、そんなに外に出て遊んだりとかするわけじゃないんですけど。やっぱりそれがずっと続いたりとか。<u>この職業柄、あまり外に出ないようにしていたというところでもあって。</u>（下線は筆者）

【R氏】（家庭生活の満足度が下がったのは）旅行とか、娯楽の時間が極端に減ってしまったのが理由です。（中略）今（2022年10月：第7波）、大学〇年生の娘なんかは、特に文化祭とか卒業式が中止になったり、親も結構楽しみにしていたものが行かれなかったりとか、そういうものです。

---

②家族と過ごす時間の減少

　家族と過ごす時間の減少については、特に保健師（5人中4人）があげている。第2章で指摘したように、コロナ禍では、保健所は、業

務量の増加に対応するために、職員が残業や休日出勤で対応したり、保健所内や他部署等からの応援を受け入れたりしてきた。その結果、感染のピーク時には、感染症の担当部署はもちろんのこと、それ以外の保健師も帰宅時間が遅くなった。それは、同時に、保健師の家族と過ごす時間の減少につながった。

　その経験をした保健師W氏とX氏を見てみよう。W氏は、2019年度から地方都市の保健所で勤務し、市全体の健康管理の企画や運営を担当している。W氏は、本来業務に加え、コロナ担当部署の応援に入っていたが、第6波（2022年1月中旬〜2022年6月下旬）から、コロナ感染者対応を優先するようになった。X氏は、2022年度より保健所のコロナ担当部署の責任者（係長）となった。X氏がコロナ感染者対応に本格的に関わるようになったのは、2022年度（第6波）からとなる。

　それぞれについて見てみよう。第6波以降の感染爆発期では、コロナ感染者が激増したため、両氏が勤務する保健所の業務は増加した。X氏は、帰宅時間が遅くなり、家族とのコミュニケーションをとるのは、朝食の時間に限られたと述べる。W氏は、X氏と同じ保健所に勤務する保健師であるが、帰宅時間が遅い状況が続き、子どもに悪影響が出てしまったと言う。なお、W氏の指摘については、具体例を示していないが、保健所職員T氏も指摘している。

◆保健師

【X氏】家にいる時間が、寝る時間しかなかったので、そのコミュニケーション取る時間もないし、家のことや子供のことをする時間もない。

【筆者】コミュニケーションというのは、ご家族とってことですよね。

【X氏】そうですね。朝ご飯を一緒に食べるのが唯一話をする時間でした。

【W氏】コミュニケーションが取れない分、子どもたちが少し情緒不
　安定になってしまったり。あと、家や学校でこういうことがあった
　よというところが聞けない。（それが）自分自身の不満になったりし
　ました。子どもが寝ているところに、帰宅して布団の中に入ったり
　というのがずっと繰り返されたりすると、虚しさを感じてしまいま
　した。

③隔離生活（感染予防）

　第1波（2020年4月～2020年5月）以降、家族への感染を防止する
ために、医療従事者はホテル生活を送っていた時期がある。これは医
師と看護師が指摘している。医師C氏や看護師G氏が言うように、家
族をコロナから守るためとはいえ、家族と離れて暮らすことは、医療
従事者の家庭生活の満足度を低下させる原因となった。

◆医師
【C氏】コロナが流行っていた頃は、ホテル生活をしていましたね。と
　いうのも、妻がちょうど妊娠していたっていうこともあって。家族
　にうつすのは嫌だったので。

◆看護師
【G氏】（満足度の低下の背景は）自宅に帰れないというのは大きいで
　すよね。自分が家族を感染させてしまうんじゃないかというのと、
　家族から自分が感染してしまうんじゃないかという恐怖なんです。
　（下線は筆者）

⑵ 労働条件の満足度

労働条件の満足度が低下した背景には、「コロナ禍の業務量の増加」「働き方や労働条件への不満」「『コロナ手当』に関わる問題」の３つがある。以下では、それぞれについて見ていく。

①コロナ禍の業務量の増加

コロナ禍の業務量の増加については、医師と看護師、保健師があげている。ここでは、保健師U氏を取り上げる。U氏は主要都市の保健所に勤務する保健師である。U氏は、2020年度まで保健所の企画調整部門で、保健師の統括的な役割を担っていた。

しかし、コロナ禍では、感染症担当部署だけでは業務増に対応できない状況になったため、U氏は、「事務従事」という辞令を受けて、感染症担当部署の職務を担当している。その業務とは、疫学調査やPCR検査の実施（検体の採取、介助）、入院調整、自宅療養者への電話連絡、電話問い合わせ対応、HER-SYSへのデータ入力等である。

なお、2020年度（第１～３波：2020年４月上旬～2021年３月下旬）は、住民がコロナに対する不安等から、保健所に問い合わせが集中した時期である。U氏が勤務する保健所も、その対応に追われた。下記の発言は、その当時の状況を物語るエピソードである。当時、U氏は帰宅しても、耳に電話のコール音が残っていたため、仕事を思い出してしまい、オンとオフの切り替えができなくなってしまったと言う。保健師が緊張を強いられる中で、仕事に従事していたことをうかがい知ることができる。

◆保健師

【U氏】よく（職場の）みんなが言っていたのが、電話が鳴り続けているんです。家に帰っても。もう耳に染みついちゃっていて。家に帰っても、電話のコール音が鳴っているというんですかね。それはすごく思いますね。だから、ある程度割り切って帰ってくるんですけど、結局（コール音を思い出して）またそこにすぐ戻されるので、切り替えがやっぱ難しくなったなと思います。（下線は筆者）

②働き方や労働条件への不満

　働き方や労働条件への不満では、コロナ感染者に対応する際に、防護服等を着用することの大変さがあげられた。この大変さは、第3章のコロナ禍の苦労として指摘されている（第3章の図3-1）。防護服を着用するのは、医師、看護師、救急救命士であり、このうち、特に医師と看護師がこの点を指摘している。

　ここでは、医師C氏を取り上げる。C氏は、2018年度から主要都市にある大学病院の救急救命センター（ECU）に勤務している。その間、大学内で異動したものの、救急救命センターの勤務は変わっていない。したがって、C氏は、第1波からコロナ感染者に対応している。C氏が指摘するように、コロナ禍では、全ての搬送者にコロナ感染の疑いが考えられるため、常に個人用防護服等を着用するが、それが大きな負担となっていることを指摘している。

◆医師

【C氏】コロナの患者さん対応する時、僕たちも、いろんな暑い防護
服等を着ています。今（2022年6月：第6波）は、最初はコロナ
感染者かどうかもわからない人ばかりなんで、救急車で搬送されて
くる人には、みんな防護服を着て対応するんですよ。けがの人も。
だから、そういうのはもうしんどかったですね。（下線は筆者）

　看護師K氏は、主要都市にある公立病院のコロナ病棟に勤務してい
る。K氏は2019年度に呼吸器内科に配属されたが、2020年度から呼吸
器内科はコロナ病棟に変更された。K氏は、第1波からコロナ感染者
に対応している。
　コロナ病棟では、病室に入る際には必ず個人用防護服等を着用する。
しかし、頻繁に病室に出入りすると、その度に防護服等を着替えなく
てはならなくなり、その分、防護服等が必要になる。看護師の感染リ
スクを可能な限り抑え、かつ防護服の効率的な利用を考えると、入室
回数が少ない方が好ましくなる。こういった事情から、1回の入室で
できる限りのケアを行うことになるが、防護服等を着用する時間は長
くなる。看護師K氏によると、防護服は密閉されており、特に暑い時
期は病室から出てくると、たくさん汗をかいている状態になると言う。
コロナ感染者をケアする看護師の負担は大きい。

◆看護師

【K氏】単純に防護具を着て歩き回って、患者さんのケアというか、動
けないから体拭いたりとか、シーツ交換するだとかが、特に今（2022
年6月：第6波）、この季節（夏場）だと、もう大汗をかいてしまい
ます。（それで）体力的にも負担がかかるところはあります。

第4章　医療従事者の意識の変化　　**83**

③「コロナ手当」に関わる問題

　労働条件の満足度が低下した背景の１つに、「コロナ手当」の問題がある。「コロナ手当」は「防疫等作業手当」（コロナ感染対策にかかる作業をした際に支払われる手当のこと、以下同じ）のことを指すが、わかりやすく表現するため、「コロナ手当」とする。

　具体例として、救急救命士P氏の事例を取り上げる。P氏は、調査時点（2022年７月：第５波）で、勤続８年の救急救命士であり、第１波からコロナ感染者を搬送している。以下のとおり、P氏は、同僚から「コロナ手当」のことで、嫌みを言われたと言う。「コロナ手当」が支給されるのは、コロナ感染者を搬送した救急隊員である。同じ職場の隊員でありながら、手当が支給される職員と支給対象外の職員が生まれたことで、いわゆる「コロナ手当」をめぐる問題が発生した。

◆救急救命士

【P氏】防疫等作業手当（「コロナ手当」）に関して、ある意味、やっかみじゃないですけど、「4,000円もらえるしね」みたいな感じで言われました。言い方を悪くすればですね。

---

(3)　職場の人間関係の満足度

　職場の人間関係の満足度が低下した背景には、「上司との関係」「職場でコミュニケーションが取りにくくなった」「人員体制の問題」の３つがある。以下では、それぞれについて見ていく。

①上司との関係

　上司との関係を見ていこう。コロナに対応したのは、各職種が勤務する現場の職員である。医師D氏は、地方都市の公立病院の救急科

（ECU）に勤務し、第1波の2020年度から調査を実施した2023年度も、コロナ感染者の治療を行っている。D氏は病院からコロナ感染者の対応を任せられていたが、2020年度当時は、上司に提案しても、聞き入れてもらえなかったと言う。このことが、D氏の職場の人間関係の満足度の低下につながった。

◆医師
【D氏】その職場の上司とあまりうまくいっていない時（2020年度）に、いろんなコロナ対策も含めてそうなんですけど、一時期、僕の意見があまり通らなかった時期があったので。

　こうした経験は、救急救命士O氏からも指摘されている。O氏は、調査時点（2022年5月：第6波）で、勤続25年のベテラン救急救命士である。O氏は第1波からコロナ感染者の搬送を行っている。やや長くなるが、O氏について説明をしよう。

　O氏は民間企業に勤務していたが、結婚後、労働条件が良いということで消防職員に転職した。そのため、公務員になりたての頃のO氏は、現在ほど、住民の役に立ちたいと強く考えていたわけではなかった。

　しかし、その後、O氏の考え方を大きく変える出来事が起こる。患者の搬送を終えて消防署に戻る道すがら、O氏は道端で救急車に向かって手を合わせるお年寄りがいることに気づいた。その理由を先輩に尋ねると、「お年寄りはおそらく戦争を経験し、空襲で家を焼かれたり、家族が病気になっても助からなかったりしたのではないか。だから我々の仕事に期待してくれて、ああやって手を合わせてくれるのではないか」と説明された。その話に心を打たれたO氏は、それ以来、

住民の期待に応えようと心を入れ替えたと言う。

　そこで、コロナ禍におけるO氏の話である。O氏は、予備車を稼働させれば、それだけコロナ感染者を早く搬送できると考え、上司に予備車の活用を提案した。しかし、上司がその提案を受け入れることはなかった。これがO氏の職場の人間関係の低下につながった。コロナ禍で、上司との関係の問題については、具体例を示していないが、保健師U氏も指摘している。この問題は職種横断的に見られた。

◆救急救命士

【O氏】<u>当然、患者さんの所に到着するのも遅くなるんで、それをどうにかしようということで、消防本部とか自分の所属している署に訴えました。</u>救急車にも、実は予備車というのがありまして、車検に行ったりとか、事故した場合とかに、運用するために救急予備車を置いているんですが、「その予備車を運用したらどうですか」というような提案をしても、「いや、もうそれは救急隊の仕事で、消防隊は消防隊の仕事がある」ということで、住民のニーズに全く応えようとしなかった。（下線は筆者）

　なお、全国消防職員協議会（2023）によると、2022年中に全ての救急車が同じ時間帯に出場した消防本部は全体の80.2％になった。そのうち、半数強（約53.1％）の消防本部で、一時的に消防隊の運用隊数を削減し、予備救急車が運用された。O氏の提案は、多くの消防署で実行された。

②職場のコミュニケーションが取りにくくなった
　医療の現場では、看護師は医師の指示のもと処置を行う。そのため

指示をする医師と指示を受ける看護師にわかれ、職種間の「壁」ができやすくなる。医師C氏は、その壁を取り払うために、コロナ前は飲み会や食事会を開催し、看護師とコミュニケーションを取りやすくなるようにしていた。しかし、コロナ禍では、そうした機会を開催することができず、職場でのコミュニケーションが取りにくくなり、仕事がしづらくなったと言う。C氏は、コロナ禍で、「マスクの下の顔を知らない」看護師が増えたと言う。

◆医師

【C氏】特に若い看護師は、あまり（医師に）言いたいことも言えないケースが多いんですけど、やっぱり1回ね、ご飯を食べに行ったり、飲み会したりなんかすると、もう全然違います。（中略）それが一切なくなったんで仕事がすごくやりづらい。（下線は筆者）

　看護師L氏について見てみよう。L氏は、2020年度から、大学附属病院のコロナ病棟に勤務している。L氏は第1波からコロナ感染者に対応している。L氏の言う職場のコミュニケーションとは、C氏の言う同じ職場の同僚とのコミュニケーションとは異なる。L氏が勤務するコロナ病棟には、コロナ感染者でありながら、基礎疾患を持つ患者が入院している。そのため、コロナ病棟の医師に加えて、患者の基礎疾患を担当する医師もコロナ病棟に来る。加えて、コロナ病棟には他の診療科から看護師が応援で来ることもあり、コロナ病棟の看護師には、コロナ病棟以外の医師や看護師とコミュニケーションをとらなくてはならなくなる。下記のL氏の発言は、このことを示している。

◆看護師

【L氏】人間関係の方は、やっぱり医師とのコミュニケーションが難しいんですよ。各科のドクターたちとコミュニケーションを取ったりするので、同じ病棟で同じように働いているドクターとは異なります。

③人員体制の問題

　人員体制の問題とは、職員がコロナに感染したり、濃厚接触者になることで出勤停止になり、職場で人手不足が発生したことを指す。ここでは救急救命士Q氏を取り上げる。Q氏は、調査時点（2022年10月：第8波）で、勤続15年である。Q氏は第1波からコロナ感染者を搬送している。

　人員体制の問題を経験したQ氏によると、出勤停止になる職員の休暇は長く、その分を出勤可能な職員でシフトを維持せざるを得なくなる。しかもQ氏は、出勤停止になる職員は繰り返す傾向があり、体調管理を徹底している真面目な職員の勤務が増える（不公平が生じる）という構造になっていることを指摘する。

◆救急救命士

【Q氏】人が足りないので出勤しなきゃいけないなと。真面目に、体調管理に励んで自己管理をして出勤をしている人間もいるかたわら、休む人間も間違ってはないとは思うんですけれども、やっぱり体調不良があるので休みますと。そうなると、長期間の休みを取るようにもなってきて。

4 小括

　第4章では、コロナ禍の医療従事者の個人の意識の変化を取り上げた。コロナ禍では、多くの医療従事者で、家庭生活や労働条件、職場の人間関係の満足度が低下した。ここでは、その背景を整理しよう。

　家庭生活の満足度が低下した背景には、コロナ禍の外出の自粛や家族と過ごす時間の減少、隔離生活の３つがある。いずれも、医療従事者は家族と楽しく過ごす機会が減ったことを示す。もちろん、これらは多くの国民も経験したことであるが、医療従事者という職業柄、外出を自粛したり、隔離生活をしたりする人たちがいる。また、コロナ禍の業務量の増加によって帰宅が遅くなり、家族と過ごす時間が減ってしまった人もいることを忘れてはならないように思われる。

　労働条件の満足度の低下の背景には、コロナ禍の業務量の増加、働き方や労働条件への不満、いわゆる「コロナ手当」に関わる問題がある。コロナ禍では、業務量が増加し、医療従事者の負担は増加した。その負担がもたらす深刻さが、保健師U氏の事例に現れている。また、労働条件の満足度が低下した18人のうち、９人がコロナ禍の業務量の増加をあげている。コロナ禍の業務量の増加は、程度の差こそあれ、他の職種にも当てはまる。ただし、コロナ禍で医療従事者が奮闘しても、それに応じて労働条件が向上するわけではない。コロナ禍では、医療従事者に「コロナ手当」が支給されたが、それが労働条件の満足度の向上につながってはいない。コロナ禍で労働条件の満足度が向上したのは１人であり、その理由は、コロナ病棟の業務は過重であったもののスタッフが多く残業時間が減少したことであった。また、「コロナ手当」の支給は、同じ職場で手当が支給される職員と支給対象外

の職員を生み出し、職員間の分断を生み出した可能性がある。これだけで判断すると、コロナ手当の効果はなかったように見えるが、看護師M氏の事例のように、コロナ手当の支給が、コロナ感染者を担当するインセンティブ（誘引）となり、コロナ病棟の人材確保につながった側面も見落としてはならない。

　職場の人間関係の満足度が低下した背景には、上司との関係、職場でコミュニケーションが取りにくくなったこと、人員体制の問題がある。コロナに対応したのは職場の職員であるが、その対応をめぐって上司との間で軋轢が生じた。また、コロナ禍では、人と人との接触が抑制されたため、職場でコミュニケーションを図る機会が減少し、人間関係が希薄化した。人員体制の問題は、コロナ感染等によって出勤できない職員が増えたことで、シフトの維持が困難になった。シフト制が敷かれた職場では、健康な職員が出勤困難な職員の代わりに勤務をすることになり、同じ職場の職員間の不公平をもたらした。コロナは、上司と部下の軋轢、職場の人間関係の希薄化、勤務をめぐる不公平感等、職場の人間関係上の問題をもたらした。

参考資料
全国消防職員協議会（2023）『コロナ禍における救急体制の実態調査』（記者レク資料）

第 5 章

感染リスクと離職の間（はざま）で
―医療従事者を支えるもの

1 医療従事者の離職の状況

　通常、職場や労働条件に不満を覚えると、労働者はその不満を発言し、その状況を改善しようとするか、もしくは何も言わずに離職する（仕事を辞める）かの2つの選択を行うと考えられる（Freeman & Medoff 1984）。

　これまで見てきたように、コロナ禍では、医療従事者は就業環境が悪化しただけでなく、コロナに伴う苦労や職場の無理解、風評被害を経験した。また、多くの医療従事者については、家庭生活や労働条件、職場の人間関係の満足度が低下した。このような状況であれば、医療従事者の多くが離職を選択しても仕方がないように思えるが、医療従事者の離職はそれほど多くなかった。

　そこで、医療従事者の離職状況を確認しよう。本書が取り上げる医療従事者は、地方公務員もしくはそれに準ずる労働者である。そこで、地方公務員全体の離職率を確認する。図5-1は、産業計と地方公務員の離職率を比較したものである。産業計と比較をすると、地方公務員の離職率はかなり低い。また、産業計の離職率は、コロナ禍に該当する2020年度以降になると低下するが、地方公務員の離職率は変わらない。

　ただし、この離職率のもとになる離職者数には、定年退職者が含まれる。そこで、地方公務員の離職者に占める定年退職者の割合を確認すると、2017年度から2021年度の5年間で52%から56%を推移している。この5年間で、定年退職者に大きな変化はないことから、定年退職者を除く、地方公務員の離職者は増えていないと考えられる。

　次に、医療従事者の離職状況を見てみよう。本書のインタビュー調

図5-1　産業計と地方公務員の離職率の推移（2017年度～2021年度）

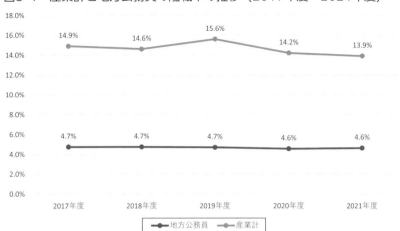

出所：厚生労働省『雇用動向調査』及び総務省『地方公共団体定員管理調査』、『地方公務員の退職状況等調査』より作成。

査の調査対象者24人のうち、職場でコロナによる離職者が出たと回答したのは24人中8人（全体の3分の1）であり、コロナによる離職がなかったと回答したのは24人中16人である。調査対象者の3分の2の職場で、コロナによる離職は見られなかった。

　また、公立病院や保健所に勤務する地方公務員の多くが加盟する全日本自治団体労働組合（以下、自治労）は、2021年11月24日から2022年1月21日にかけて、医療施設と保健衛生施設を対象にアンケート調査を実施している。この調査結果をまとめたのが、『新型コロナウイルス感染症問題に関わる検証等の会議報告書』である（以下、自治労（2021））。

　自治労（2021）の中には、「2021年以降、新型コロナウイルスに関連して退職した職員がいますか」と設問があり、これに「いる」と回答した医療施設は9.5％、保健衛生施設は4.9％であった。個人に話を聞

くか、組織に回答してもらうかの違いがあり単純な比較はできないが、図5-1の離職率のデータに加え、本書のインタビュー調査結果と自治労（2021）の結果を見ても、本書のいう医療従事者の離職は少ないと言える。

　ただし、自治労衛生医療評議会がまとめたアンケート調査結果『医療職場で働く組合員へのアンケート調査結果』（2023）によると、自治労加盟の医療施設に勤務する組合員の72.3％が仕事を辞めたいと思う（「常に辞めたい」14.3％、「しばしば辞めたい」21.9％、「たまに辞めたい」36.2％）という結果が出ている。しかも、その数値は、2022年度より3.3ポイント増加している。現場で働く医療従事者は離職を選択していないものの、いつ離職するかがわからない状況にあることがわかる。

　以下では、コロナ禍においても、今の職場で医療従事者が働き続ける理由、言い換えれば、今の職場を辞めない理由を取り上げる。一般的には、本書の対象である公務員は雇用（身分）と労働条件が安定しており、それが1つの魅力だと言われる。確かに、このことはコロナ感染者に対応する医療従事者が働き続けている理由の1つである。しかし、第1章で説明したとおり、主にコロナ感染者を受け入れてきた病院の1つは公立病院であり、コロナ感染者を搬送する救急救命士、入院調整や疫学調査等を担当した保健師は、基本的に地方自治体で勤務している。コロナ感染者に対応する医療従事者の多くは地方公務員であるが、それだけで彼（彼女）らが働き続ける理由を説明できるだろうか。そこで、以下では、その理由について詳しく見ていく。

2　医療従事者は何に支えられているのか

　コロナ禍においても、医療従事者が今の職場で働き続けている理由を見ていこう。インタビュー調査では、調査対象者に今の職場で働き続ける理由について、思いつくだけあげてもらった。したがって、調査対象者によっては、複数の理由を回答することがある。

　その調査結果を示したのが図5-2である。図5-2では、職場要因と個人的要因の２つに分類している。このうち、最も割合が高いのは、「使命感・責任感」(62.5％) である。これに「仕事への興味・やりがい」(37.5％)、「労働条件（生活）」(29.2％)、「仲間意識（一体感）」(20.8％)、「安心して働ける職場環境」(16.7％) が続く。公務員として働くメリットに該当するのは、「労働条件（生活）」だと考えられる。なお、「仲間意

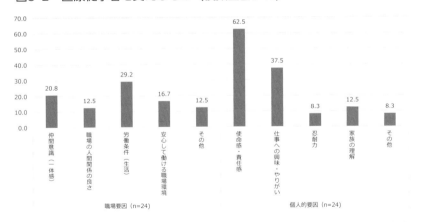

図5-2　医療従事者を支えるもの（複数回答、％）

出所：インタビュー調査より作成。

注．同じ調査対象者が同じ項目を回答する場合、その都度カウントしている。したがって、図中の割合を計算する際には、分子は延べの回答数であり、分母は調査対象者の人数（24人）になる。そのため、全ての割合を足し合わせても100％にはならない。図5-3に同じ。

識（一体感）」(20.8％)と「職場の人間関係の良さ」(12.5％)を足し合わせると33.3％になる。このことは、職場の人間関係の重要性を物語っていると言える。

次に、図5-3の医療従事者を支えるものの件数について、職種別に見てみよう。全体を見ると、医療従事者を支えるものは全部で53件あるが、その内訳は職場要因が22件、個人的要因が31件である。職種別に見ると、医師は職場要因をあげていない。その一方で、他の職種は職場要因と個人的要因をあげている。

図5-3の個人的要因を職種別に見ていこう。最も件数の多い「使命感・責任感」では、全ての職種があげているが、なかでも医師と看護師が多い。医師は5人で4件、看護師は8人で6件である。次に件数の多い「仕事への興味・やりがい」を見ると、特に医師と保健師が多い。

図5-3　医療従事者を支えるもの（職種別、複数回答、件）

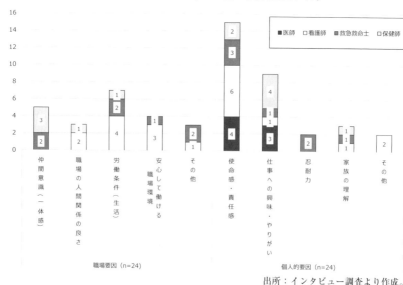

出所：インタビュー調査より作成。

医師は5人中3件、保健師は6人中4件である。また、この段階で見られる特徴を言えば、医師はこの2つしかあげていないこと、「忍耐力」をあげているのは救急救命士だけということである。

次に、職場要因を職種別に見よう。個人的要因に比べると、職場要因には特に件数の多い項目はない。しかし、比較的件数が多い項目として、「労働条件（生活）」「仲間意識（一体感）」「安心して働ける職場環境」の3つがある。「労働条件（生活）」と「安心して働ける職場環境」では、看護師が多く、「仲間意識（一体感）」では、救急救命士と保健師が多い。

3 エピソード：医療従事者を支えるもの

ここでは、医療従事者を支えるものをより深く理解するために、図5-1と図5-2で取り上げた主だった項目について、エピソードとともに見ていく。それが、「使命感・責任感」「仕事への興味・やりがい」「労働条件（生活）」「仲間意識（一体感）」「安心して働ける職場環境」の5点である。

⑴ 使命感・責任感

多くの読者が公務員に期待するのは、この「使命感・責任感」ではないだろうか。「使命感・責任感」については、医師と看護師に多く見られた。

医師から見ていこう。B氏は医師としての使命感をあげている。B氏は、調査時点（2022年4月：第6波）で、勤続15年目の内科医である。B氏は、第1波からコロナ感染者の治療を行っている。B氏の言う「人の役に立つ」とは、患者を救うということである。

第5章 感染リスクと離職の間（はざま）で―医療従事者を支えるもの　97

D氏は地域医療を担うという責任感をあげている。D氏は、地方都市の公立病院の救急科に勤務している。D氏は、調査時点で（2023年2月：第8波）、勤続7年であるから、第1波からコロナ患者の治療に対応している。D氏が勤める公立病院は、地域医療の最後の砦として位置づけられており、多くの患者が搬送されてくる。それはコロナ禍でも変わりはない。D氏が勤務する病院は、コロナ禍でも、できるだけ搬送を受け入れていた。というのも、同病院が搬送を拒否してしまうと、その患者は搬送先を失うということにつながるからである。コロナ禍になり、D氏はこうした責任感が増したと言う。

◆医師

【B氏】（なぜ）医者をやっているのかと言ったら、「人に役に立つことじゃないの？」というのがあるからですよね。（医師は）みんな、そうだと思うんです。

【筆者】地域医療を支えているというお話が出たと思うんですけど、それはコロナ前からありましたか。

【D氏】はい。

【筆者】コロナ禍になってから、そういうことをより責任を強く感じさせられるような状況になったという感じになりますか。

【D氏】（コロナ前）よりありますね。はい。

　看護師について見ていこう。H氏は、自らワクチンの集団接種への参加やコロナ病棟に応援に行くこと（感染拡大期：第5波）を申し出た。H氏は、第5波（2021年7月中旬〜9月下旬）の時に、2か月間、コロナ病棟への応援でコロナ感染者に対応していた。H氏によると、それ

は看護師としてできることをしているだけで、特別なことではないと述べる。

　L氏は、2020年度から大学附属病院のコロナ病棟に勤務し、第1波からコロナ感染者に対応している。L氏は、H氏と同様、コロナ対応するのは、医療従事者として当然のことと考えている。

◆**看護師**

【H氏】今回、コロナ病棟に行くと言ったのも、コロナの集団接種、ワクチン接種にも行ったんですけど、有事だからこそ、看護師としてできることということで。（中略）使命もそうですけど、看護師というのもあるし。別に特別……。特別だと思ってないからじゃないですか、コロナって。

【L氏】とりあえず、私たち、医療スタッフはやるしかないなとみんな思っていたんだろうと私の中では思っています。

　なお、「使命感・責任感」については、救急救命士と保健師もあげている。救急救命士N氏は、主要都市の救急救命士である。調査時点（2022年5月：第6波）で、勤続20年のベテランである。N氏は、第1波からコロナ患者の搬送も行っている。N氏によると、救急救命士は訓練の中で、責任感や使命感を持つよう訓練されていると言う。

◆**救急救命士**

【N氏】消防職員はそういうふうに教わってきているので、責任感とか使命感というのは、やっぱり強いんだろうなとは思います。

【筆者】諦めてしまったら、住民が亡くなってしまうということですね。

第5章　感染リスクと離職の間（はざま）で―医療従事者を支えるもの

【N氏】そうですね。それは救助の方でよくそういうふうに言われますよね。救急だと、「考えることを止めたら、おまえは処置ができない」と言われますね。

　S氏は、主要都市の保健師である。調査時点（2021年7月：第4波）では、部次長級として3つの課を取りまとめる役割に加え、統括保健師として、保健師の取りまとめや人材育成を担当している。コロナ禍では、保健師の応援調整やコロナ対応の実務を行うこともあった。S氏は、市民の健康を守るという保健師としての仕事の1つに、コロナ対応を位置付けている。

◆保健師
【S氏】（保健師は）○○市民の健康をやっぱり考えないといけない立場でもありますのでね。（中略）それは、もちろん感染症に限らずですけれども。いろんな病気の支援を対応していくのが仕事ですから。（コロナは）それの一つかなと思いますね。

⑵　仕事への興味・やりがい

　仕事への興味・やりがいについて見ていこう。この項目については、医師と保健師の回答が多い。先ほど説明したように、D氏は、コロナ前から地方都市の公立病院で救急科に勤務している。救急科には、コロナ感染者以外の患者も救急搬送されてくる。下記のとおり、D氏はもともと救急科を志望しており、現在の職場でやりたいことができていると言う。

　こうしたことは、地方都市の公立病院でコロナ病棟の患者を診てい

る医師E氏や、主要都市の公立病院のコロナ病棟に勤務する看護師J氏にもあてはまる。E氏は、2021年度に勤務先は変わったものの、2020年度から内科医としてコロナ感染者に対応をしている。E氏は、腫瘍内科の専門家であり、もともと感染症は自身の専門に近く関心があった。そのため、E氏はコロナが早く収束することを願いながらも、自身の担当患者とコロナ感染者をケアする状況が続いても全く苦にならないと言う。

◆医師

【D氏】医者になるんだったら命に関わるような最前線のものやりたいなっていう思いが出てきて、このこと（救急科勤務）をやっているという感じですかね。

【筆者】しばらく（コロナが）残って、ご自身がコロナ患者に対応することになっても、それはかまわないですか。
【E氏】それは全然苦ではない。問題はないです。

　看護師J氏は、2020年はコロナ病棟への応援、2021年1月（第3波）よりコロナ病棟の勤務になり、コロナ感染者に対応している。J氏は、コロナ病棟の勤務にやりがいを感じており、調査時点（2022年6月：第4波）では、それがコロナ病棟で働き続けている動機になっている。

◆看護師

【J氏】（コロナ病棟勤務が良いと思うのは）やりがいがあるからじゃないですかね。

第5章　感染リスクと離職の間（はざま）で―医療従事者を支えるもの

保健師については、保健所職員T氏を取り上げる。T氏は2019年度から保健所の地域医療課の勤務となり、2020年度まで同保健所に勤務していた。T氏は、その職場で第1波から第3波を経験した。もともとのT氏の業務は、病院等の開設や立入検査の実施、医務免許、地域医療構想、災害対応等であったが、コロナ感染が拡大すると、2020年度から感染の疑いのある住民（海外からの帰国者を含む）からの電話相談、医療機関対応（マスクや消毒液の補充等）等のコロナ対応に追われることになった。

T氏によると、コロナ対応で感染者に関わることは、病院での患者との関係に近いものがあり、その中で、コロナ感染者が回復する等の達成感を感じることがあったと言う。また、T氏は、こうした経験をした保健師は多く、コロナ禍で大変な状況であっても、仕事を辞めようと考えなかった職員は多かったのではないかと述べている。

◆保健師

【T氏】今回のこういうコロナ禍でも、その1個の達成感という形になって、充足した経験になると思う人は、まあ辞めないのかなと思います。

【筆者】同じような体験で、同僚の方がすごく喜んでらっしゃったとか、そんな光景を目にされたことはありますか。

【T氏】保健師さんは、介入して（患者が）良くなった事例をやれれば、同じような感じの経験をされている方が多かったので、どれだけつらくても、やっぱりやろうと思っている方が多いなという印象はあります。

⑶　労働条件（生活）

労働条件（生活、以下同じ）では、看護師F氏、H氏、M氏を取り上

げる。看護師F氏は、地方都市の民間病院から公立病院に転職した経験を持つ。F氏は、調査時点（2021年9月：第5波）で勤続2年であり、第1波からコロナ感染者に対応している。F氏によると、コロナ対応の大変さは離職を考えるほどではないことを述べた上で、以下のとおり、公立病院の労働条件は比較的恵まれていると発言している。

F氏と同じく、地方都市の公立病院で看護師をしているH氏は、既述のとおり、第5波（2021年7月中旬～9月下旬）の時に、2か月間、応援でコロナ感染者に対応している。H氏は、生活があるために離職は考えられないと述べる。

2人の回答から、地方都市では、看護師を含め、公務員は比較的条件の良い職業だと考えられ、ここが地方公務員の魅力の1つになっていると言える。

◆看護師

【F氏】民間病院から転職をした経緯がありまして。それがあるからなのかもしれませんけど、今の職場がつらくて、出た先が快適だとは思っていません。その時の1つの教訓かもしれないですね。異動した先（転職先）は、もっとひどいかもしれないという。

【H氏】「コロナだから、私もう無理」という看護師はいないと思うんですよね。少なくとも私が一緒に働いているメンバーにはいないし、コロナだから辞めるという考えっていうのはないと思うんですね。なぜっていったら、まず生活があると思うんです。

加えて、コロナ禍では、コロナ感染者を担当する場合、いわゆる「コロナ手当」（防疫等作業手当）が支給された。M氏は2021年度よりECU

病棟の勤務となったため、コロナ感染者に対応したのは第4波（2021年4月下旬〜2021年6月）からとなる。M氏によると、時期によって、手当の金額は異なったようであるが、なかには、いわゆる「コロナ手当」を目当てにコロナ病棟の勤務を希望する看護師も出た。そもそも「コロナ手当」は、感染リスクを負うことに対する補償という意味があると考えられるが、結果的に、コロナ病棟の人材確保に貢献した側面があったと言える。

◆看護師

【M氏】「コロナ手当」は、今（2023年1月末：第8波）は少し（金額が）少なくなりましたが、以前は、結構1日あたりの金額が多かったので、それで「コロナ病棟に行きたい」とか、「コロナの患者さんを診てもいいです」というスタッフも多かったと思います。私自身も、一般病棟にいる時は、コロナ手当がそんなたくさん付いていることはわからなかったので、ECUに来て初めて「こんなに」と知りました。

⑷　仲間意識（一体感）

　仲間意識（一体感）については、救急救命士と保健師が回答している。ここでは、コロナ禍で残業時間が急増したり、休日出勤をしたりする等、特に業務負担の多かった保健師を取り上げる。

　保健師W氏とX氏は、地方都市の保健所に勤務している。W氏は、2019年度から保健所で勤務し、市全体の健康管理の企画や運営を担当している。W氏は、本来業務に加え、コロナ担当部署の応援に行っていたが、第6波（2022年1月下旬〜2022年6月下旬）から、コロナ感染者対応を優先するようになった。X氏は、2022年度より保健所のコロナ担当部署の責任者（係長）となった。X氏がコロナ感染者対応に本

104

格的に関わるようになったのは、2022年度（第6波）からとなる。

　第2章で取り上げたように、第6波（2022年1月中旬～2022年6月下旬）以降、コロナ感染者が激増した。その結果、両氏が勤務する保健所の業務は、感染拡大に伴って増加した。第7波（2022年7月上旬～2022年10月上旬）の激務のため、両氏は体調不良を起こしたが、薬を服用する等して勤務を続けていた。W氏は、そうした状況でも働き続ける理由の1つに、生活のことを気にしながらも、自分が離職することで同僚に迷惑をかけてしまうことをあげている。X氏は同じ職場で働き続けている理由の1つとして、職場の同僚と一致団結して、第7波を乗り切られたことをあげている。

◆保健師

【W氏】（生活のこともあって）辞められないというところもありながら、自分が辞めることによって、迷惑を掛けるんじゃないかとか、何かいろんなことを考える時もあるんですけど。でも結果としては、辞めるには至らないですね。

【X氏】大変な時期を乗り越えたというところで、達成感じゃないですけど。(中略)この（2022年）7月から8月の大変な時期（第7波）をみんなで乗り越えたっていう、頑張ったねっていうことがあります。

⑸　安心して働ける職場環境

　安心して働ける職場環境には、2つの意味がある。1つは、コロナの情報が蓄積されたことにより、感染予防策や感染した場合の対応方法が整備され、コロナ感染への恐怖心が薄らいだことである。コロナ

の治療薬として活用された薬が承認されたのは、2021年の夏である（第1章表1-1）。この点については、第1波から調査を実施した2023年度もコロナ感染者に対応している看護師L氏があげている。

　2つは、病院で働く環境が整備されたことである。この点を指摘したのは、地方都市のECU病棟に勤務する看護師M氏である。M氏によると、感染管理認定看護師を中心となって院内で働く環境が整えられたことが、職場で働く看護師の安心につながった。この指摘は、感染管理認定看護師が果たす役割の大きさを物語っている。

◆看護師

【L氏】（ワクチン接種やコロナのことがわかってきたことに加え、）治療薬も出てきていますし、（コロナ）感染の怖さというよりは、誰かがこういう病棟を（担当）しないといけないので、私たちの中でも恐怖に対しては落ち着いてきた感はありますかね。

【M氏】感染管理認定看護師さん中心に、すごくアドバイスしてくれたりとか、コロナのマニュアルもきちんと作成して、何かあった時には、そこで対応できたりとか、安心できる環境があるので、働き続けられているのかなと思います。

4 　小括

　第5章では、コロナ禍で就業環境が悪化し、かつ医療従事者個人の満足度も低下している状況にもかかわらず、医療従事者が今の職場で働き続けている背景に着目した。

その背景として注目に値すると考えられるのは、医療従事者は職場
要因よりも、個人的要因を多くあげている点である。医療従事者を支
えるものは全部で53件あるが、その内訳は職場要因が22件、個人的要
因が31件である。医療従事者は、職場での人間関係等にも支えられて
いる部分はあるが、医療従事者は、主に個人的要因に支えられて、コ
ロナ禍でも働き続けてきた。

　個人的要因について見ていくと、「使命感・責任感」(15件) と「仕事
への興味・やりがい」(9件) が多い。この2つを足し合わせると、職
場要因の合計 (22件) を上回る。多くの医療従事者は、この2つの意
識に支えられて、コロナ禍でも働き続けたと言える。また、この2項
目のうち、「使命感・責任」が最も多い点は、多くの読者が考える公
務員のあるべき姿に合致するように思われる。なお、インタビュー調
査を通じて、こうした意識が医療従事者の定着 (離職しない) につな
がっていることは明らかにできたが、こうした要因がどの程度効果を
もたらしているのかは明らかにできていない。具体的には、医療従事
者は使命感や責任感をどの程度強く持っているか、仕事への関心はど
のくらい強いのか、やりがいは個人の意識にどの程度影響を及ぼすの
かについてはわからない。この点については、他日を期したい。

　職場要因についても触れておこう。「労働条件 (生活)」は、公務員
として働くメリットに該当すると思われる。この項目をあげたのは、
地方都市で勤務する医療従事者である。公務員は雇用や労働条件が安
定しており、地方都市では、地方公務員として働くことのメリットは
あると言える。この他には、「仲間意識 (一体感)」と「安心して働け
る職場環境」の2つがある。「仲間意識 (一体感)」については、救急
救命士と保健師があげているが、この2つの職種に共通することは、
同じメンバーで仕事をする機会が多いことだと考えられる。そうであ

るからこそ、離職を考える際に仲間のことが頭をよぎったりするのか
もしれない。「安心して働ける職場環境」については、看護師が回答し
ていた。本書の医療従事者の中で、コロナ感染者と接する時間が長く、
最も感染リスクを負っているのは看護師である。ワクチン接種が進み、
コロナの感染予防対策や感染した際の対応方法が整備され、安心して
働ける職場環境が整ったことを看護師があげることは自然なことだと
言える。

　これまで見てきたように、医療従事者は個人の意識を中心に支えら
れて働き続けている。しかし、調査対象者が勤務する3分の1の職場
で離職者が出ており、また関（2021）が指摘するように、東京都の保
健所では、第4波の疲労や第5波への不安（第5波の発生への不安や
発生した際の大変さへの不安）等により、離職願望が高まった。医療従
事者はギリギリのところで離職を選択せず、踏みとどまっていること
が考えられる。ただし、この状態がいつまでも保たれる保証はないこ
とを理解する必要がある。

参考文献
関なおみ（2021）『保健所の「コロナ戦記」TOKYO2020-2021』光文社（光文社新書）
全日本自治団体労働組合（2021）『新型コロナウイルス感染症問題に関わる検証等の会議
　報告書』
Freeman, R. B. and J. L. Medoff (1984) *What Do Unions Do ?* Basic Books
参考資料
厚生労働省『雇用動向調査』
全日本自治団体労働組合・衛生医療評議会（2023）『医療現場で働く組合員へのアンケー
　ト調査結果』
総務省『地方公共団体定員管理調査』
総務省『地方公務員の退職状況等調査』

第6章

コロナ禍の課題と
要望・提言

第6章では、コロナ禍の課題と医療従事者からの要望や提言を取り上げる。コロナ禍で、医療従事者はどのような課題を感じ、どのように対応してほしいのか、どのように対応すべきだと考えているのかを取り上げる。

　インタビュー調査では、調査対象者に、コロナ禍の課題や提言、コロナ禍の教訓、国や地方自治体、病院、保健所、消防署（局）等の行政や所属組織への要望をたずねている。本章では、主だった6項目を取り上げる。その6項目とは、①行政内に見られた諸問題、②行政によるサポートのあり方の問題、③受け入れ態勢の問題、④コロナ禍の業務負担、⑤資器材の確保、⑥次の感染症の感染拡大に向けてである。以下では、具体的なエピソードとともに説明をしていこう。

　結論を先に言えば、本章が取り上げるコロナ禍の課題、提言や要望には、現場で働く医療従事者だからこそ気づくことのできる指摘が含まれる。そうした指摘は、コロナ禍の検証のみならず、次の感染症拡大の予防対策や感染した際の対応方法を模索する際に役立つと考えられる。

1　行政内に見られた諸問題とは何か

　最初に、行政内に見られた諸問題から見ていこう。行政内に見られた諸問題には、①迅速な意思決定の必要性、②行政内の連携（連絡調整を含む）の課題、③情報収集・共有の問題3点で構成される。以下では、具体的なエピソードともに取り上げていく。

(1) 迅速な意思決定の必要性

医師A氏は、主要都市の大学病院のICUに勤めている。A氏はコロナ前から同じ職場に勤務しており、2020年度からコロナ感染者に対応している。A氏の勤務先がある都府県では、行政がコロナ禍の各病院の役割分担を明確にしなかったため、どの病院もコロナ感染者に対応しつつ、一般患者の診察を行うことになり、全体的にみると、中途半端な対応になってしまった。A氏は、コロナ対応の方針等を策定し実行する際には、行政を中心とした迅速な意思決定の必要性を指摘する。

> ◆医師
> 【A氏】現場で意見を聞いたら、絶対に「自分たちはこうだ」と言うので、大きな指針は都道府県なり、病院だったら病院長なりがやっぱり一本筋を通さないと、なかなか組織は動かないと思います。

医師A氏が指摘する行政のレベルとは合致しないが、非常時の迅速な意思決定の必要性を物語る事例を取り上げよう。看護師I氏は、主要都市の公立病院で感染管理認定看護師として勤務している。I氏が勤務する公立病院では、コロナ禍で、週3回（月・水・金）ミーティングを開催し、院内で情報を共有するようになった。その会議には、院長等の幹部も参加しており、その場で情報が共有され、すぐに実行できるようになった。非常時では、迅速な対応が求められるため、組織の幹部を交えた会議を定期的に開催することができれば、素早い対応が行えると言える。

第6章 コロナ禍の課題と要望・提言　　111

◆看護師

【筆者】今回、コロナに関する会議をやるようになって、何か良かったと思うことはありますか？

【I氏】（週３回のミーティングは）とにかく変えたいと思うことがすぐ変えられますね。常に院長先生が傍にいらっしゃって、院長先生が指示出してっていう感じで。<u>会議の決定として、病院に電子カルテで周知することで、すぐに体制を変えられるというのはすごい大事なのかなと思います。この病院のフットワークが軽くなったと思います。</u>（下線は筆者）

(2) 行政内の連携（連絡調整を含む）の課題

　行政内の連携、特に、病院、保健所、救急隊との連携や連絡調整の問題は、第３章のコロナ禍における苦労（看護師G氏やJ氏）でも指摘している。ここでは、先述のI氏の事例を取り上げる。

　I氏は、第５波の時期（2021年７月中旬〜2021年９月下旬）に、県と市町村との連絡調整が取れていない点を指摘する。県からのI氏が勤務する病院に送られる情報が実態とあっていないことがあったと言う。ただし、I氏はその対応に苦慮することはなかった。I氏が勤務する病院には感染症を専門にする医師がおり、その医師を中心に対応していたからである。I氏が勤務する病院では、一貫した対応を採りやすくなった。

◆看護師

【I氏】県が発表しているものと、僕らに実際に来る情報が全然違うことがありました。第５波の時ですかね。（中略）市と県が全く連絡、連携が取れてなかったというイメージがありますね。

I氏の指摘は、県と市の連携の問題であった。コロナ禍では、I氏の事例とは異なる行政内の連携の問題も起こっている。救急救命士O氏を見ていこう。同氏は、地方都市の消防署に勤務している。第4波（2021年4月下旬～2021年6月下旬）や第5波（2021年7月中旬～2021年9月下旬）の頃は、コロナ感染で重症化しなくなったため、病院ではなく自宅療養する感染者が増えた。

しかし、自宅療養する患者は息苦しくなると、再び救急搬送を要請する。救急隊は感染者のもとに駆け付けて保健所と連絡を取り、「酸素が91％から92％しかないです。酸素投与していますよ」と言っても、搬送先の病院がないため、再び自宅待機となってしまう。その際に、患者に投与している酸素ボンベを持ち帰らざるを得なくなる。O氏は、「患者は見捨てられたような顔をする」と言う。

O氏は、消防署と保健所が日頃から連携を図る必要性を感じており、調査では、その対応として、保健所と消防署との人事交流の実施をあげている。O氏は、こうした取り組みを行えば、互いの組織に対する理解が深まると考えている。

◆**救急救命士**

【O氏】保健所との連携ですかね。4波か5波ぐらいの時に、あまり重症化しないということで、自宅待機の人が増えたんですよね。陽性の人で自宅待機の人は、必ず保健所を通して、病院を割り振ったりとかいうことがあったんですけど。

人事交流と言いますか、消防と保健所とトレードみたいな感じで、「今、消防の実情はこうですよ」ということが保健所内で言える人、「保健所の実情はこうですよ」というのを消防署内で言える人が必要だと思います。

第6章 コロナ禍の課題と要望・提言　　113

保健師U氏からは、行政の方針等をおろす際には、現場の状況を確認してからにしてほしいという要望が出された。報道で報じられると、その報道を見た市民から問い合わせや苦情が保健所に集中すると言う。場合によっては、市民からの問い合わせで、保健所の職員が行政の方針等を知ることもある。市民の問い合わせが集中すると、その対応で保健所が混乱することもあった。

◆保健師

【U氏】報道が先行してしまう場面が多々見受けられたので、そういう情報伝達の流れと言うんですかね。ある程度、こちらも受け入れ態勢を整えた上で発信してもらえないと、（住民からの問い合わせは）本当に苦情になって、逆に保健所の業務を逼迫させることにつながったケースが多々ありました。

ところで、行政内の連携を図るにはどうしたら良いだろうか。その1つの解決策が、日頃から関係機関と連携を図ることである。

先述の看護師I氏が勤務する公立病院は、コロナ前から、年1回、市内の病院と合同で、感染症の感染拡大が発生した時の対応の訓練を実施している。この訓練を実施するにあたり、市内の4つの病院が持ち回りで、準備から当日の運営を担当する。I氏は、現在の病院で3回担当しており、この訓練は少なくとも10年以上続いている。調査時点（2022年2月：第6波）の段階では、訓練を辞めようという声は出ていない。この訓練は定着している。

具体的に、訓練について見ていこう。訓練には、医師会や病院の役員、保健所長、行政が参加する。訓練の内容は、例えば、新型インフルエンザの感染者が来たら、病院の感染外来に行くようにするといっ

た議題を取り上げ、マニュアルを作成し、ロールプレイングを行うといったことである。こうした訓練を行い、マニュアルを作成していたため、コロナ感染者対応に役立ったと言う。

◆看護師

【I氏】新型インフルエンザの訓練の時に、「新型インフルエンザの患者さんが来たら、感染症外来に来て、そこで診察して、薬の流れ、会計の流れはこうですよ」というのを文書に残していたので、それが、実際、今（2022年2月：第6波）役に立っています。新型インフルエンザの訓練は、今回の役に立ったのかなと思います。

　こうした関係機関との交流は、病院だけにとどまらない。救急救命士は、病院と連携を図るために、日頃から、病院が主催する勉強会に参加している。その目的は、専門的な知識を習得し業務に活かすことにあるが、地方都市の救急救命士O氏は、搬送先を確保するために、医師や看護師と顔つなぎをするという目的をあげる。O氏によると、コロナ前は、勉強会の後に食事会を開催し、医師や看護師と交流を図っていたという。病院の勉強会に救急救命士が参加する取り組みは、救急救命士N氏やR氏も指摘している。

◆救急救命士

【O氏】（病院との勉強会に参加するのは）ドクターとかと顔つなぎができますので。

【筆者】大事なパイプを作るんですね。

【O氏】はい。だから勉強よりは顔つなぎです。（搬送先を探す際の）電話交渉の時に、「いついつの勉強会に参加させてもらった○○です」

と言います。

(3) 情報伝達・共有の問題

　地方都市の公立病院で内科医として勤務するE氏は、政府が決める対応を国民にわかりやすく説明をすることの必要性を指摘する。E氏の言う国民には、現場で働く医療従事者も含まれる。

　D氏は、E氏と同様、地方都市の公立病院で医師をしている。D氏は、医療の現場と行政との連絡調整がうまく取れていないことを指摘する。D氏が言うように、行政が現場のことを理解できなければ、行政が決定する方針等に現場の実態が反映されにくくなる。医師E氏からは行政から国民への情報伝達の問題が指摘され、医師D氏からは現場から行政への情報伝達の問題が指摘された。この2名の医師は、行政と現場との双方向のコミュニケーションルートを整備する必要性を指摘している。

◆医師

【E氏】どういう根拠があるのかというのをもう少し説明してほしい。理由等ですね。この時期ではこうとか、ちゃんと国民にわかりやすいように説明をしてほしい。

【D氏】行政の情報がこちらに伝わらないということは、こちらの情報が行政に伝わっていないということですね。正確な情報を吸い上げて、正確な指示を出すというルートが上手くいっていなかった。(下線は筆者)

看護師M氏は、地方都市の公立病院のECU病棟に勤務している。コロナ禍では、院内のルールが頻繁に変わったことで、現場に混乱が生じた。なかには、誤解してしまった者がおり、それがトラブルの引き金になってしまったと言う。M氏は、正確な情報の伝達が必要だと述べる。

◆看護師

【M氏】最初の頃は、やっぱり病院のルールも二転三転していって変わるのが早かったんですけど、そこでスタッフも混乱したりとか、間違って捉えてしまったりするケースがあったんですが、その辺を正確に情報伝達してもらえるといいのかなと思います。

　保健師X氏は、地方都市の保健所で保健師として勤務している。X氏は、2022年度からコロナ感染対応を所管する部署の現場責任者になり、第7波（2022年7月上旬〜2022年10月上旬）と第8波（2022年10月中旬〜2023年3月下旬）を経験している。コロナ禍では、情報が目まぐるしく変化するため、X氏は迅速に正確な情報共有することの必要性を指摘している。

◆保健師

【X氏】情報はやっぱり目まぐるしく変わっていくので、それをいかに早くみんなと共有するか。同じことを多い人数で共有しようと思うと、周知していくというところが重要になります。スピーディーに的確にそれができるかというところは、この業務については必要な部分かなと思っています。

2 行政によるサポートのあり方の問題とは何か

　行政によるサポートのあり方の問題は、補助金（いわゆる空床保障）とコロナ手当（防疫等作業手当）で見られた。それぞれについて見ていこう。

⑴　補助金のあり方に関わる問題

　救急救命士N氏は、主要都市の消防署で救急救命士として勤務をしている。第３章のコロナ禍の苦労で指摘したように、全ての救急救命士は、コロナ禍の苦労として、搬送先の確保をあげている。それだけ、救急救命士にとって、搬送先の確保は死活問題だと言える。

　そこで、N氏の指摘を見ていこう。N氏は、病院の中には、空床保障（厚生労働省『新型コロナウイルス感染症患者等入院受入医療機関緊急支援事業補助金について』）を目当てに、搬送を受け入れない病院があると言う。空床保障について説明しよう。コロナ感染者用の病床が空いている場合、病院の経営面のロスは大きくなる。コロナ感染者の病床は、感染リスクを低下させるために、通常の病棟よりもスペースが必要になり、収容可能な患者数も減るからである。また、病床が空いているからと言って、コロナに感染していない患者を収容することもできない。このような状況であれば、病院はコロナ病床を減らし、一般病棟に切り替えて、より多くの患者を収容しようとすることが考えられる。その方が多くの患者を受け入れることができ、病院の経営は安定するからである。

　しかし、コロナ病床が減少すると、コロナ感染者の収容先が減ることになる。そこで、コロナ病床を維持するために、空床となったコロ

ナ病床について国が補助することにしたのである。ただし、病院の経営の効率性だけを見れば、コロナ感染者を受け入れない方がメリットは大きくなる。病院は、コロナ病床が空床である限り、空床保障を受けられるからである。

N氏の指摘は、そうした病院への対応を考える必要性を指摘している。なお、同様のことは、具体例を示していないが、主要都市で感染管理認定看護師として勤務するI氏も指摘している。

◆救急救命士

【N氏】病院の受け入れですよね。コロナを受け入れますよと言っているのに、いつも受け入れないと感じられる病院については、補助金を削るとかしてほしいと思います。

【筆者】ベッドを空けていれば、補助金が入るんですよね（空床保障）。

【N氏】そうなんですよね。その時々の状況もあるでしょうが、救急を受けますと言っているけども、受け入れないのに、その補助金だけもらい続ける病院とかがあるわけです。（下線は筆者）

---

(2) コロナ手当（防疫等作業手当）に関わる問題

主要都市の公立病院に勤務するB氏は、病棟間の平等の問題をあげている。コロナ手当（防疫等作業手当のこと）は、コロナ感染者に対応した医師や看護師に対して支給されている。第3章では、コロナ初期（第1・2波）で生じた職場の混乱の1つとして、救急救命士の事例を取り上げた。同じ職場でコロナ手当の支給対象となる職員と対象にならない職員が生じたことで、職員間の分断が発生した。

同様のことはB氏が勤務する病院でも見られた。主要都市であれ、地方都市であれ、コロナ感染者数の増減に応じて、病院は病床を調整

している。例えば、コロナ感染者が増えると、コロナ病棟を拡張するために、もともとあった病棟の入院患者を他の病棟に分散させ、空いたスペースをコロナ病棟の拡張に充てる対応を採ってきた。その場合、コロナ感染者の対応をしない病棟は、多くの患者を受け入れることになる。しかし、その病棟のスタッフにはコロナ手当は支給されない。コロナ病棟を拡張するために、患者を受け入れた病棟のスタッフからすると、仕事は増えたのに賃金は変わらない。それが不満になる可能性がある。B氏はこの問題を指摘している。

◆医師

【B氏】（コロナ感染対応をしたスタッフには）たくさん給料（手当）が出ています。コロナ病棟がある分、その他の病棟にしわ寄せが行って。患者さんは増えている（過重労働になっている）ので、他の病棟のスタッフには「私たちも頑張っているのに」とか思うことがあるみたいですよ。（下線は筆者）

　B氏の指摘は、地方都市の公立病院でも見られた。地方都市のECUに勤務する看護師F氏は、調査時点（2021年9月：第5波）で、コロナ禍で忙しく働いているのは、コロナ病棟だけではなく、コロナ病棟を拡張する際に、他の診療科の患者を受け入れた一般病棟のスタッフだと指摘する。コロナ禍では、コロナ病棟を拡張する際に、例えば、産婦人科で認知症のお年寄りを受け入れるといった対応が行われた。産婦人科病棟からすれば、入院患者が増えるだけでなく、今まで診たことのない患者（高齢者）を受け入れることになる。産婦人科は、コロナ感染者の対応に直接関係ないように思われるが、コロナの影響は、こうした形で一般病棟にも及んだ。これにより、一般病棟とコロナ病

棟のスタッフの間に、心理的な亀裂が生じた可能性が考えられる。

◆看護師

【F氏】一般病棟は一般病棟でやっぱり大変です。今（2021年9月：
第5波）コロナで大変だと言っているのは、コロナ病棟の看護師で
はなくて、<u>コロナ病床をがんがん増やしていた一方で、少ない人数</u>
<u>で一般病床を見たスタッフだとか、このコロナ病床が増えた時に、</u>
<u>そこにいた患者さんを受け入れた別の病棟のスタッフ</u>だと思います。
（下線は筆者）

---

3 | 受け入れ態勢の問題とは何か

　受け入れ態勢の問題には、①人材確保の問題、②コロナ病棟のスタッフの人選に関わる問題、③人材育成の問題、④協力し合える体制構築の必要性の4点がある。以下では、それぞれについて取り上げていく。

(1)　人材確保の問題

　周知のとおり、日本では、慢性的な看護師不足という問題に直面している。厚生労働省は看護師の人材確保に取り組んできたものの、現状でも解消されたとは言い難い（前浦2023）。コロナ禍の業務量に対応するには、追加で人材を補充することが考えられる。これに対し、地方都市の公立病院に勤務する看護師G氏は、人材を確保するだけでなく、コロナ禍のフェーズごとに、どの人材をどのように活用するのかについて検証を行う必要性を主張する。

◆看護師

【G氏】人の資源でいえば、今眠っている潜在看護師とかをどういうふうに配置するのか。野戦病院なのか、いわゆる東京だと酸素ステーションというところもあると思います。クリニックレベルなのか、ワクチン接種なのか、僕らみたいな医療現場に派遣するのか。そういったものをしっかり検証した上で、どういったフェーズに入った時に、どういったところにどういった人材を配置するのか行くのか、そこまで含めて検証すべきだと思います。

　人材の確保については、救急救命士も指摘している。Q氏は地方都市の消防署に救急救命士として勤務している。各自治体に勤務する正規職員数の上限は、地方自治体の職員定数条例で定められている。Q氏の言う条例とは、この職員定数条例を指す。Q氏が勤務する地方自治体の職員定数条例では、消防職員は80人程度となっており、各消防署に消防職員が配置されている。しかし、国が求める消防力（消防力整備指針）を実現するのに必要な人員と現在の人員とでは、50人以上の開きがある。Q氏は少しでも職員数を増やしたいと考え、上司に職員定数条例の改正を進言しているが、職員数の決定は地方自治体で行われるため、その実現が難しい状況にある。

◆救急救命士

【Q氏】実際は、上司に言いにくいという部分もありますし、その上司も、簡単に言うと、市役所が消防署とは別のところになるので、そこでしっかり（市役所の）管理職の方が取り合ってくれるか、取り合ってくれないかというところでやりにくいと思います。やはり条例化にはつながっていきにくいという部分で、いくら国から通知

をなされようが、実際は響かないという点があります。

⑵ コロナ病棟のスタッフの人選に関わる問題

　K氏は、主要都市の同じ公立病院のコロナ病棟で看護師として勤務している。K氏は2020年度からコロナ病棟に勤務している。同氏が言うように、その病院のコロナ病棟には、K氏に近い年代の独身の看護師（リーダークラス：勤続5年以上）が集められた。未知のウイルスに対応するために、即戦力が集められたという見方が成り立つように思える。

　しかし、K氏は家庭内の感染リスクを抑えるために、若くて独身の看護師が集められたと言う。当時は、コロナの情報がなく、また感染予防対策も感染した場合の治療方法が確立されていなかった。K氏は、コロナに対する不安で同僚と涙を流していた。

◆看護師
【K氏】主婦の方にはコロナの患者さんを担当にさせずに、独身でそれなりの経験や年数はある私たちの年代が最初に受け持ちになることも多かったので、不安がすごくて。近い年代の子と泣きながら（防護服を）着ていました。

⑶ 人材育成の問題

　看護師J氏は、K氏と同じ主要都市の同じ公立病院のコロナ病棟に勤務している。J氏は、2020年度は応援でコロナ感染者対応を経験し、2021年度からコロナ病棟の勤務となった。先のK氏の事例で述べたように、K氏とJ氏が勤務する病院のコロナ病棟には、同じような年代

第6章 コロナ禍の課題と要望・提言　**123**

の看護師が集められた。そのため、J氏は後輩を指導する機会がない
ことを指摘する。J氏の指摘は、コロナ病棟のスタッフが特定の層に
集中したため、若手看護師に経験を積ませるといった人材育成につな
がっていないことを示している。

◆看護師

【J氏】（コロナ病棟は）新人教育ができないところは、ちょっと物足り
なかったです。下の子に教える機会がない。

　保健師U氏は、主要都市の保健所で保健師として勤務していた。U
氏が勤務する保健所では、感染症対応の経験を持つ保健師が少なく、
疫学調査を教えられる職員が少なかった。このことが人材育成上の課
題となった。また、このことは、コロナ禍でスムーズな人材育成の妨
げになったばかりではなく、詳しくは本章3の業務負担で取り上げた
が、保健所内で応援体制を組む際の障害にもなった。

　T氏は、2020年度まで地方都市の保健所に勤務していた。調査時点
（2021年8月：第5波）ではT氏の指摘は、人員を増やすことは大事で
あるが、それが問題解決には至らないことを示している。現場では、
仕事を担当することになる以上、仕事をこなせなくてはならない。そ
のためには人材育成が必要になるが、1人前になるには一定の期間が
かかる。T氏の指摘は、医師を念頭に置いたものであるが、他の職種
にも共通する指摘である。

◆保健師

【U氏】もう１つの課題として、教える人がいないというのがありました。要は、感染症の仕事、疫学調査ができる人が、疫学調査ができない人に教えなきゃいけないわけですので。それをする手間もかかるんですよね。

【T氏】「人も増やせばいい」とか言われていますが、「じゃあ、増やします」という話は簡単なんですが、人はそんな簡単にできるわけでもなく、一番衝撃的であったのが、医師の地域枠の他に、感染症の救急の枠を作りますみたいな形で文部科学省が決定していて、感染症のために、「じゃあ、枠を作って人を増やします」と言ったって、（医師の場合）人が増えるのは（最短でも）６年後なので。

　また、人材育成の問題は現場の職員だけに限らない。U氏は、専門性を持った管理職の育成の必要性を課題としてあげる。U氏が勤務する保健所では、統括保健師がマネジメントすることができず現場に混乱が生じた。この指摘は、第３章で指摘した職場で応援体制が敷かれなかったことにつながる話である。

◆保健師

【U氏】統括保健師がいて、保健師応援の統括になっているんですけど、そこのマネジメントは一切なかったですね。もう各所管（部署）に投げられているので。

⑷　協力し合える体制構築の必要性

　⑶の人材育成で指摘したが、看護師K氏はコロナ感染への不安で、

当初は同僚と泣いていた。第3章の職場での無理解で取り上げたように、K氏はコロナ病棟に勤務していることで、他の診療科の看護師から、エレベーターや更衣室といった共有スペースの使用を嫌がられ傷ついた経験を持つ。そのため、K氏は新たな感染症が拡大する際には、協力し合える体制の構築の必要性を主張する。

◆看護師

【K氏】<u>病院のスタッフだから、看護師だからという理由で、みんなが協力してくれたりとか、応援してくれるわけじゃないんだなというのが、今回わかったので。</u>差別ではないですけど、そういうふうに思ってしまう方もいるんだなというのはあったので、<u>今後、感染症とかまた新しいのが発生した時には、もうちょっと協力し合おうよという体制がどこの病院にもできたら、違うのかなとは思います。</u>

（下線は筆者）

---

4 コロナ禍の業務負担とは何か

　コロナ禍の業務負担については、第2・3章でも取り上げたが、ここでは、特定の職員に負担が集中した事例を取り上げる。

　H氏は、地方都市の公立病院で看護師をしている。H氏は、コロナ禍の行政や病院の方針転換等によって、振り回されることはなかったと言う。それは、同病院に感染管理認定看護師がおり、その看護師が行政に対応する中で、行政が示す方針等を病院のルールや対応に反映する等していたからである。

　ただし、その代わり感染管理認定看護師に負担が集中し、勤務時間

が長くなってしまった。H氏の指摘はそのことを示している。なお、特定の職員に負担が集中した理由は1つだけではない。H氏が勤務する病院には感染管理認定看護師が複数名いたが、離職者が出て1人になってしまった。感染管理認定看護師に負担が集中してしまった背景には、こうした事情も影響している。

◆看護師

【H氏】感染管理認定看護師という看護師がいて、窓口でもないですけど、（行政との）やり取りをしてくれていました。その方は、本当に連日、コロナ患者さんがいる間は、連日、日付けをまたいでから家に帰っているような状況でした。

　看護師H氏が指摘したことは保健所でも見られる。先述の保健師U氏が勤務する地方自治体は、当初、感染症対応経験のある保健師に限って応援を要請していたが、そうした経験を持つ保健師は少なく、2020年度は応援が機能していなかったと言う。現場では、応援の必要性が認識されていたが、応援に行くことはできず、同じ保健所でありながら、忙しい部署（コロナ担当部署）と通常の勤務を行う部署にわかれてしまった。

　なお、その後、コロナ感染者が増加したため、感染症対応の経験のない保健師を含め、多くの保健師を保健所に投入せざるを得なくなった。2021年度から、同市は感染症対応の経験のない保健師を含め、全庁的な応援体制を敷いているが、こうした対応が採れた背景には、副市長が決断したからである。この点は、本章の冒頭で指摘した迅速な意思決定の重要性も示している。

第6章 コロナ禍の課題と要望・提言　**127**

◆保健師

【U氏】去年1年間（2020年度）は、何だかわからないけど、感染症の部署だけ毎日電気がついていて、毎日仕事をしている。他の職員は定時で帰っているみたいなのがあって、<u>もっと早くから応援体制が組めなかったのかなというのはすごく思うところですし、現場は「何で僕たち、私たちがもっと応援できないんだろう」というジレンマをずっと抱えてきた1年間だったなっていうふうには感じています</u>。（下線は筆者）

　ところで、コロナ禍の業務負担を分散できた事例がある。X氏が勤務する地方自治体（地方都市）である。先に触れたように、X氏は、第7波（2022年7月上旬〜2022年10月上旬）の中で、事務職だけでなく、専門職業務の委託を行っている。その地方自治体では、委託先の専門職に、疫学調査の実施、療養説明、受診調整、入院調整といったコロナ感染者対応を任せている。そのおかげで、X氏とW氏を含め、保健師の負担が軽減され、本来の業務に従事できるようになった。この結果、X氏は残業時間が減り、精神的なストレスが軽減されたと言う。コロナ禍での業務負担を軽減・分散をする1つの対応として、専門職業務の委託の活用があげられるかもしれない。

◆保健師

【X氏】他の自治体も多分、困っているとは思うんですけど、専門職の委託というのが良かったです。事務の委託はどの自治体でもやっているんじゃないかなと思うんですけど。専門職の委託は、委託先がなかなか見つからなかったりとか。こんなこともできるんだというところもあるんじゃないかなと思います。

5 | 資器材の確保に関わる問題とは何か

　第3章でも取り上げたが、サージカルマスク、N95マスク、防護服、ゴーグル、手袋といった個人用防護服や消毒液等の資器材の確保が、様々な職種からコロナ禍の課題や教訓として指摘された。K氏は主要都市にある公立病院のコロナ病棟に勤務しているが、2020年8月に看護部長に対し、職場を代表して嘆願書を提出している。その嘆願書には、資器材の安定供給の要望を入れた。

　M氏は、2021年度から地方都市の公立病院のECU病棟に勤務している。2020年度は別の診療科に勤務していたが、その病棟ではコロナ感染者に対応しないということで、資器材が回収された。それだけ2020年度は、資器材が不足していたと考えられる。

◆看護師

【K氏】「私たちに、簡易的な防護具しか支給されないんだったら（コロナ感染者対策は）やれません」ではないですけど。なるべく安定した供給を求めるっていうことを、確か（嘆願書に）一文を入れたと思います。

【M氏】「コロナの患者さんを診てほしい」と言っているのに、物品（資器材）がないという状況でした。それでものすごく苦労しましたね。物の調達と言うんですかね。

【筆者】それは、前の職場にいらっしゃった時（2020年度）ですか。

【M氏】（私は）前の職場にいたんですけど、それこそ職場にあるガウン（防護服）とか、そういうのでさえも（コロナ病棟に）持っていかれて。コロナ病棟で使うから、使わない病棟から没収されていくみたいな。

第6章 **コロナ禍の課題と要望・提言**　　**129**

資器材の不足の状況に対して、職場はどのように対応していたのだろうか。再び、K氏によると、特にN95のマスクが足りなかったことが大変だったと言う。当時は、マスクを節約して使用していたため、1週間、同じマスクを使い続けていた。またK氏が勤務する病院では、ガウンも不足したが、簡易なビニールエプロンで代用していた。こうした事例は、他の職種でも見られたことである。ここでは、K氏を一例としてあげているが、同じ問題が発生した職場では、資器材の使い回しが行われた。

◆看護師

【K氏】今は（2022年6月：第6波）もう1日に1回（マスクを）取り替えでいいんです。それで良くなったんですけど、その時（資器材が不足した時）はもう1週間ぐらいずっと同じのを各自が節約して使ったりとか。（中略）マスクは洗ったり、消毒ができないので、衛生的にはあんまり良くないですよね。

【筆者】ずっとマスクを使いっ放しだったんですね。

【K氏】そうですね。1週間、ずっと同じマスクを使い続けて。みんなそれぞれ期限を袋に書いて、1週間たったら捨てて新しいのを出してとかしていました。

　他方で、資器材不足を回避した事例もある。R氏は、地方都市でそれぞれ救急救命士として勤務しているが、過去の経験をもとに資器材を備蓄していた。

　ところで、R氏が勤務する消防署では、何故、備蓄を行っていたのだろうか。これはR氏のキャリアが大きく影響を及ぼしていると考えられる。R氏は、2009年に新型インフルエンザが流行した際に、資器

材を管理する部署に勤務をしていた。その際に、感染症が発生した場合、仕事を通じて、どれだけ大変な状況になるのかを理解した。その時の経験から、感染症の発生に対する危機感を持っていた。R氏の危機感が功を奏した一例をあげよう。

　コロナの感染拡大が始まる前のことである。新しい救急車を購入するのに合わせて、R氏はオゾン消毒器の買い替えを提案した。救急車内の消毒を行ったり、仮眠室を清潔にしたりするためである。しかし同僚の中には、高価なものであるため、「不要だ」と言う職員もいた。それでもR氏は、「次の感染症の際に必要になるから」と購入に踏み切った。その後に、コロナの感染拡大が発生した。R氏の危機感が無ければ、古いオゾン消毒器を使う続けることになり、場合によっては、消防署内でコロナ感染が拡大した可能性が考えられる。

◆救急救命士

【R氏】本当に、<u>邪魔になるぐらい（PPEの）在庫があったんですよ。備蓄が各消防署に分散して、「困ったね」という話をしていたんですけども、「やっぱ要る時が来るな」という話に今回（2022年10月：第7波）なって。</u>手袋も備蓄するために、（在庫から）押し出して使っている形を取っていたんですけども、それを正直にやっていて、「これを使う時が来たね」という話になりました。（下線は筆者）

　救急車を買う時に、（一緒にオゾン消毒器を）買うという話をしたら、やっぱり反対する人もいて、十何万円なんですけども「要らない」と言う人もいたんです。しかし、「また絶対に鳥インフルエンザとかSARSの時代が来たら必要になるから」ということで、「もう古いものは使わないで新しいものを買いましょう」と言って、買った直後にコロナになりました。

看護師のG氏は、データによる検証の必要性を提案する。コロナ禍では、コロナ初期（第1・2波）に、資器材の不足の問題が発生した。G氏は、資器材の入手ルートを記録するだけでなく、非常時のことを念頭に置いて、契約を結ぶ必要性をあげる。

◆看護師

【G氏】どういった経路で流通していったものを取り寄せたとか、そういったデータは絶対に必要です。これはやらなきゃいけないのは、県レベルなのか、病院レベルなのか、それは議論しなきゃいけないんですけれども、非常事態時の契約を結ぶ。これはやるべきだと思います。例えば、メーカーさんと契約を結んでおくとか。

6 次の感染症の感染拡大に向けて何が必要か

最後に、次の感染症に向けて何が必要なのかを取り上げる。1つは、過去の経験を活かすこと、2つは、感染予防対策の徹底、3つは、データ活用の必要性、4つは、感染拡大時期に応じた対応の必要性である。

(1) 過去の経験を活かす必要性

ここでいう過去の経験とは、新型インフルエンザ等の過去の感染症の経験を指す。国立感染症研究所によると、SARSは2002年、新型インフルエンザは2009年に、MERSは2012年に感染拡大を起こした。幸いことに、SARSやMERSは、日本国内では感染拡大が起こらなかったが、2009年の新型インフルエンザでは、感染者が発生した。コロナ

禍では、その時の経験が活かされなかったという指摘が医療従事者からあがっている。

　その指摘をしているのがT氏である。同氏は、2020年度に地方都市の保健所に勤務をしていた。T氏の指摘は、2009年の新型インフルエンザの時の経験が活かされない上、地方公務員数と予算が削減されている中で、コロナ感染者対応を含め、災害に対応をすることが求められていることを示している。

　T氏の指摘をもう少し詳しく見ていこう。T氏の言う新型インフルエンザの経験が活かされなかったという指摘は、神戸市新型インフルエンザに係る検証研究会（2009）に記載された提言が、コロナ禍で活かされなかったことを指す。この報告書は、神戸市の対応を検証したもので、その中には、各主体（市民、各施設、学校、企業）が採る対応、市が実施する対応、風評被害対策等がある。例えば、各主体の対応には感染予防資材の備蓄があり、市が実施する対応には、行政機関の連携や情報共有があげられている。ただし、コロナ禍の2020年には、全国的にマスク不足が発生し、本章で取り上げたように、行政内の連携や情報共有の課題が指摘されている。また、コロナ禍では、第3章で取り上げたように、職場での無理解や風評被害も見られた。T氏の指摘はこうしたことを指していると思われる。

　また、地方公務員の人数と予算の削減の指摘は、行政に対する期待の大きさは変わっていない、もしくその期待は高まっていると思われる中で、地方公務員数と予算の削減が行われてきたことを指す。T氏の指摘には、そうした現状に対する憤りが現れているように思われる。なお、こうした指摘は、看護師F氏と救急救命士R氏もあげている。

◆保健師

【T氏】今回のコロナは10年前（2009年の）の新型インフルエンザ
を経験しているこの国が、<u>神戸市の新型インフルエンザに係る検証
研究会が提言を出しているにもかかわらず、ないがしろにされてい
るという実情がある中で、この10年間、お金もなく、人も減らされ
た状態で災害対応をしている。</u>報道も良くないかもしれないんです
けど、<u>何かがあれば公務員とか公共のところが何とかしてくれる、
何か起こって困ったら、全部公務員がやってくれるという風潮になっ
ているにもかかわらず、現場でそれを回せるだけの人が足りない状
態が続いている。</u>（下線は筆者）

⑵　感染予防対策の徹底─ワクチン接種の必要性の周知

　感染予防対策としては、ワクチン接種の宣伝の必要性があげられる。
この点は、新型コロナウイルスへの対応を検証した神戸市新型インフ
ルエンザに係る検証研究会（2009）でも指摘されていることである。

　看護師F氏は、ワクチン接種が行われるようになってから、高齢者
の感染者が減少したことを目の当たりにし、ワクチン接種の効果を実
感した。それが医療現場の負担の軽減につながったと言う。その上で、
多く人がワクチンを接種したり、マスクを着用する必要性を指摘して
いる。こうした指摘は、地方都市のコロナ病棟に勤務している看護師
F氏も指摘している。

　主要都市の公立病院のコロナ病棟に勤務するJ氏は、調査時点で
（2022年6月：第6波）、コロナ病棟で入院感染者はワクチン接種をし
ていない人が多いことを指摘している。現場レベルで見るかぎり、ワ
クチン接種は感染予防対策として有効だと言える。ただし、ワクチン

接種は義務ではないため、多くの国民にワクチン接種をしてもらうには、ワクチン効果と副作用に関する十分な検証と国民的理解が必要になる。

◆看護師

【F氏】特に第3波（2021年1月上旬～2021年3月下旬）に関しては、高齢者（のコロナ感染者）が多かったので、亡くなる方は多かったと思います。第4波（2021年4月下旬～2021年6月中旬）以降に関しては、ワクチン接種が進んだせいか、高齢者の割合が少なくなりまして、看取るということも減ってきた印象にあります。

【筆者】今のお話からすると、ワクチン接種がやっぱり意味があるということですか？

【F氏】実感としては、（ワクチン接種の意味を）すごく感じています。特に高齢者の数がゼロにはならなかったんですけども、極端に減っていますので。そういう意味合いでは、非常にありがたいと思っています。

【J氏】ワクチン打っていない人、今（2022年6月：第6波）でもいます。結構、入院してくる人はワクチンを接種していないとか。（下線は筆者）

---

(3) データ活用の必要性

　保健師U氏が勤務する地方自治体は中核都市であるため、独自に保健所を持ち、市は感染者のデータを持っている。しかし、U氏が勤務する地方自治体では、感染者のデータを感染予防対策に活用していない。そのため、U氏は、疫学調査した結果を分析し、「〇〇市はここが弱点だから、感染対策としてはここを強化する」という形で、市のコ

ロナ感染対策に活用する必要性を感じている。

◆保健師

【U氏】○○市として、それがどうだったのかというのは、<u>多分、疫学調査の中で、感覚的には持っているんだけども、それがデータとしてやっぱり出てこない部分があって、そのデータの活用というのが上手くいってないなというのはすごく思うところがあるんです。</u>（下線は筆者）

　また、先述の看護師G氏は、行政や病院、保健所が感染症対応策をマニュアル化して残しておく必要性を訴える。このことは、コロナ禍の検証の必要性につながるように思われる。

◆看護師

【G氏】<u>感染が発生した時に、どうやって対応するかということを、マニュアル化しておくべきだと思います。</u>これは行政もそうですし、政治も、病院も、保健所も全てに言えることだと思います。（下線は筆者）

⑷　**感染拡大時期に応じた対応**

　感染時期ごとの課題に応じた対応の必要性を指摘しているのは、地方都市の公立病院で救急科に勤務する医師D氏である。第8波（2022年10月中旬〜2023年3月下旬）では、2023年12月以降、コロナの感染者が減少したが、その際にも、コロナ病棟の使用率ばかりが報道された。しかし、当時、コロナ感染者を受け入れる病院や医師を悩ませていたのは、コロナ病棟の病床の使用率ではなく、治療の終わった患者の受

け入れ先が見つからないことである。当時、コロナ感染者を受け入れている急性期病院では、治療が終わると、慢性期病院や施設に患者を受け入れてもらうことで、新たにコロナ感染者を受け入れる準備を行っていた。しかし、慢性期病院や施設でクラスター等が発生し、患者を受け入れてもらうことが困難になったと言う。その結果、急性期病院に患者が留まらざるを得なくなり、急性期病院は一般患者（コロナ感染者ではない）の受け入れが困難になってしまった。D氏は、下記のとおり、同じコロナの感染拡大であっても、その時々で問題が異なるため、それに応じた方針や対応、サポート、報道の仕方が必要ではないかと指摘する。また、そうした事態が発生した背景には、本章1⑶「情報伝達・共有の問題」で取り上げた行政と現場とのコミュニケーションの問題があると考えられる。行政に医療の現場の情報が伝達されていないということは、行政の方針が現場に伝わりにくいことでもあると言える。D氏の指摘は非常に重い。

◆医師

【D氏】報道のあり方もあれかなと思うんですけど、その波ごとに問題点が違っていたんですね。その波ごとの対応が必要になっていたと思います。その波ごとに問題があるので、今、何が問題なのかを明確にして、それに対して対応していかないと、同じコロナの波だからと言って、同じことをしていても回らなかったんだなというのはあります。（下線は筆者）

7 小括

　第6章では、医療従事者があげたコロナ禍の課題や教訓、行政や所属組織への要望、提言であげられた6点について取り上げてきた。ここでは、その結果を整理しよう。

　第1に、行政内に見られた諸課題である。ここで指摘されている課題の多くは、行政内のコミュニケーションの問題と言える。ここで言う行政とは、国や地方自治体のみならず、医療従事者が働く病院、保健所、消防署を含み、こうした組織間のコミュニケーションがスムーズに図れなくなった結果、医療従事者が働く現場で混乱が発生したり、コロナ感染者への対応に支障が生じた。このような情報共有や複数の関係者の協力に関わる課題は、経済協力開発機構編著（2019）でも指摘されている。この問題に対応するには、日頃から、組織間のコミュニケーションを図る必要がある。その具体的な対応が、病院が実施する新型インフルエンザの訓練実施（看護師I氏）や病院の勉強会への参加（救急救命士O氏）である。毎年、訓練を実施したり、病院の勉強会に参加することで、他の職種や関係機関と交流を図り、互いに顔の見える関係を構築できる。そうした関係を構築し、感染症の感染拡大に備えておけば、次の感染症の感染拡大が発生しても、組織間でスムーズなコミュニケーションが図られるのではないだろうか。

　第2に、行政によるサポートのあり方である。この問題には、補助金（空床保障）とコロナ手当（防疫等作業手当）の問題が指摘された。具体的には、補助金を受けながら、患者を受け入れる病院もあれば、積極的に受け入れない病院があった。また、コロナ禍では、コロナ感染者の受け入れに伴い、一般病棟にもしわ寄せが及んだ。ただし、コ

138

ロナ手当の支給対象はコロナ感染者に対応する医療従事者であり、コロナ感染者に対応しない医療従事者は対象外であった。このように、行政のサポートについては、職場で分断が生じた可能性がある。なお、第4章で取り上げたように、コロナ手当はコロナ病棟の人材確保に貢献した面も忘れてはならない。

　第3に、受け入れ態勢の問題である。受け入れ態勢の問題とは、人材の確保の問題である。今回、調査した医療従事者の多くは地方公務員である。救急救命士Q氏が指摘するように、各地方自治体の正規職員数は職員定数条例で上限が定められている。ただし、地方自治体によっては、実際の正規職員数が定数条例に定められた正規職員数より少なかったり、職種によっては、国が求めるサービスを提供するのに相応しい人数に満たない状況にある。誤解を恐れずに言えば、定数条例上の職員数を増やし、行政ニーズに応じて職員を配置していれば、もっと救えた命があったかもしれない。加えて、本章でも指摘したように、職員数を増やしただけでは、人手不足は解消されない。各職員が与えられた役割を果たすようになるまでは、時間を要するからである。そのため計画的な採用と教育訓練が必要になる。教育訓練についていえば、現場を指揮する管理職の育成の必要性もあげられた。管理職のマネジメントが上手くいかなければ、現場は機能しなくなる。コロナ禍では、保健所内の応援の実施に支障が生じた。職場での無理解については、第3章でも取り上げたが、これにより、コロナ感染者に対応する職員のモチベーションに悪影響を及ぼした。同じ状況で、感染リスクを負う同僚への配慮が必要であることは言うまでもない。

　第4に、コロナ禍の業務負担である。コロナ禍では、特定の職員に負担が集中したり、応援体制が機能しなかったために、特定の部署に負担が集中した。前者の問題については、感染管理認定看護師が担う

役割があるが、その資格は任意のものであり、その役割を一般の看護師と分担することは可能だと思われる。そのため、コロナ禍の検証を行い、その役割や負担を考慮した人員配置を行う必要がある。後者の問題が発生した地方自治体では、感染症対策の経験を持つ職員が少なかったことが応援体制を組む際の障害となった。この問題への解決策の1つとして、保健師W氏とX氏が勤務する地方自治体で実施された専門職業務の委託が考えられる。これにより、保健師の負担が減少するだけでなく、コロナ禍でも、コロナ感染者への対応以外の業務を行えるようになった。事務作業のみならず、専門職業務の委託は1つの選択肢になり得るのではないだろうか。

　第5に、資器材の不足である。資器材不足は、主要都市でも地方都市でも見られた。ただし、救急救命士の事例を見ると、資器材不足が発生しなかった地方自治体がある。その地方自治体の取り組みを見ると、過去の経験に基づいて危機感を持ち、地道に資器材を備蓄していた。また、資器材を備蓄していても、足りなくなることもあり得る。そうした事態を想定し、資器材の入手ルートを記録するとともに、非常時について、業者と契約しておく必要性も指摘されている。資器材の確保については、組織が決めたルールにしたがって、備蓄をしておくことが必要である。

　第6に、次の感染症の感染拡大に向けてである。次の10年に向けて備えるという意味で、課題や対応を列記している。まず注目すべきは、過去の感染症の経験が活かされなかったという指摘である。医療従事者の指摘の中には、2009年に神戸市新型インフルエンザに係る検証研究会(2009)の提言が含まれる。コロナ禍で失われた命は戻ってこない。同じことを繰り返さないようにするために、コロナ禍の検証を行い、得られた知見を教訓として活かす必要がある。感染予防対策では、ワ

クチン接種やマスク着用の必要性、データの活用では、地方自治体が
持つ感染者のデータを感染予防対策に活かすことが指摘されている。
また、同じコロナの感染拡大でも、状況によって問題は変わることが
ある。その時々の問題を整理し、それに応じた対応をする必要性が指
摘されている。これらは、いずれも当たり前のことであるが、非常時
になると、十分に実行できなかったことを忘れてはならないように思
われる。

参考文献

経済協力開発機構編著（2019）村澤秀樹訳『OECD公衆衛生白書：日本−明日のための
　健康づくり』明石書店

神戸市新型インフルエンザに係る検証研究会（2009）『神戸市新型インフルエンザ対応検
　証報告書』（アクセス日は2023年 5 月10日）http://www.phcd.jp/02/kenkyu/chiikihoken/
　pdf/influ_2010_tmp21.pdf

前浦穂高（2023）『看護師、介護職員、保育士、幼稚園教諭を対象とした処遇改善事業の
　有効性の検討に向けて−先行研究レビューを手がかりとして』JILPT Discussion
　Paper 23−04

参考資料

厚生労働省『新型コロナウイルス感染症患者等入院受入医療機関緊急支援事業補助金に
　ついて』（アクセス日は2023年 4 月18日）https://www.mhlw.go.jp/stf/seisakunitsuite/
　bunya/kenkou_iryou/kenkou/kekkaku-kansenshou18/index_00015.html

第7章

次の感染症の感染拡大に向けて

本書では、コロナ感染者対応を行う医療従事者24人に実施したインタビュー調査をもとに、コロナ前（2019年度）との比較を行い、コロナ禍（主に2020年度）の医療従事者の就業実態がどのように変化したのかについて、様々な観点から取り上げてきた。

　以下では、その結果を整理した上で、次の感染症対策を含め、地方公務員のあり方を考えてみたい。コロナ感染者に対応する医療従事者の多くは地方公務員であり、今後の公務員のあり方を検討することは、次の感染症対策にもつながると考えるからである。

1 コロナ禍で医療従事者の就業実態はどうなったのか

　医療従事者の平時の働き方を見ると、残業時間と休憩時間に問題が見られた。現時点では、医師には時間外勤務の上限規制が適用されていないが、医師３人、看護師や救急救命士、保健師の一部で、労働基準法が定める１か月の残業時間数を超えており、その中には、過労死ラインを超える残業時間を経験した医療従事者が含まれる。また、医師や看護師の一部からは、コロナ前から休憩時間を確保できていないという指摘も出された。

　では、コロナ禍で、医療従事者の就業実態はどう変化したのだろうか。本章までの内容を見れば、コロナ前に比べると、コロナ禍で医療従事者の就業実態は悪化した。ただし、同じ医療従事者でも働き方は異なるため、職種による違いが見られた。

　医師や看護師、救急救命士はもともとシフト勤務をしている。これらの職種は、決められたシフトの中で仕事を遂行するため、コロナ禍で残業時間が大幅に増えるということはなかった。しかし、シフト内

で遂行する業務が増加したため、休憩時間（仮眠時間等を含む）を取得しづらくなるという変化が生じた。コロナ感染者が増大するピーク時には、食事を摂る余裕もなくコロナ感染者に対応したり、食事を摂るにしても、僅かな時間になることもあった。また、コロナ前と休憩時間の取得状況は変わらないと回答した医療従事者の中には、コロナ前から休憩時間が取れていないということも指摘された。シフト勤務をする職種の休憩時間には、コロナ前とコロナ禍の働き方の問題が見られた。

　加えて、これらの職種の仕事の特徴は、コロナ感染者に接する機会が多いことにある。これらの職種は感染リスクが高いため、コロナ感染者に対応する際には、常に防護服等を着用する。第3章のコロナ禍の苦労の中で取り上げたように、これらの職種の医療従事者の多くは、防護服を着用してコロナ感染者対応をすることの大変さをあげている。

　その一例を示そう。救急救命士O氏は、救急救命士にコロナを理由とした離職が見られない要因の1つに、忍耐力をあげている（第5章）。救急救命士を含む消防職員は、訓練の中で、忍耐強さが求められる。しかし、その忍耐力をあげたO氏でも、真夏に防護服を着用し、繰り返しコロナ感染者に対応する大変さに音をあげそうになった。

◆救急救命士

【O氏】一番ピークは、真夏の暑い時に、感染防護衣を着て電話を何十件も受けていた時は、「コロナにかかった方が楽ではないか」というのはありましたね。コロナにかかって2週間か3週間休める方がいいんじゃないかということは、自分の中ではちょっとありましたね。

第7章　次の感染症の感染拡大に向けて　**145**

他方で、日勤で勤務をする保健師については、残業時間が大幅に増加した。コロナ感染者が増えると、24時間体制を敷いたり、ローテーションを組んで土日も出勤して対応していた。その結果、感染ピーク時には、多くの保健師の残業時間が100時間を超えたり、睡眠不足等によって体調不良を起こす職員が出た。このように、保健所では、特に人手不足の問題が深刻化した（第2章の図2-1）。こうした状況に対応するために、地方自治体は、保健所内や他の部署から、正規職員を中心とした応援を行ったものの、特定の部署に業務負担が集中したり、職場の管理職のマネジメントが欠如する等して、応援が機能しなかった場面も見られた（第6章）。

　ところで、なぜ、コロナ禍では、保健所で人手不足が発生したのか。保健所で人手不足が発生した原因の1つに、第6章で指摘したように、平時から最低限の職員数で業務を遂行してきたことがあげられる（帝京大学大学院公衆衛生学研究科編2021）。そのため、ひとたび、コロナのような感染症が発生すると、急激な業務の増加への対応が困難になる。コロナ禍で、保健師の増員が行われたことは、何よりこのことを裏付けているように思われる（総務省自治財政局2020・2022）。

2　なぜ医療従事者は離職を選択しなかったのか

　コロナ禍の医療従事者の就業実態を概観したところ、職種による違いはあるものの、彼（彼女）らが過酷な就業環境のもとで働き続けていることがわかる。こうした経験を含め、多くの医療従事者の家庭生活や労働条件、職場の人間関係に対する満足度は低下した。一般的な見方をすれば、このような状況であれば、医療従事者が離職（仕事を

辞める）を選択しても不思議はない。満足度の低下は不満の増大につながり、それが離職を促すと考えられるからである。特に医師や看護師のように、転職する機会の多い職種については、その傾向は強まると考えられる。

そこで、コロナ感染者に対応する医療従事者の離職状況を見ると、コロナ禍で大変な状況であるにもかかわらず、コロナ感染者に対応する医療従事者の離職は多くないことが明らかになった（第5章）。このことは、コロナ禍という非常時では喜ばしいことであるが、なぜ、コロナ感染者に対応する医療従事者は離職を選択しなかったのか。この課題に取り組んだのが第5章である。第5章の内容を簡潔にまとめれば、医療従事者が離職を選択しない要因には、個人的要因と職場要因の2つがあり、個人的要因をあげる医療従事者が多い。なかでも、「使命感・責任感」と「仕事への興味・やりがい」をあげる医療従事者が多い。医療従事者の多くは、この2つの意識を中心にコロナ禍でも働き続けていると言える。

しかし、だからと言って、今後も医療従事者が働き続ける保証はない。個人の意識は主観的なものであり、状況によって変わる可能性があるからである。例えば、使命感や責任感よりも、労働条件に対する不満が大きくなったらどうなるだろうか。その場合は、離職を選択するのではないか。また、医療従事者等の専門職種は、以前からバーンアウト（燃え尽き症候群）を起こしやすいことが指摘されている（田尾1995・2001）。その場合、本人に仕事を続ける意思があっても、心がついてこなくなることも考えられる。

これらに基づけば、医療従事者は、主に使命感や責任感といった個人の意識によって、何とか持ち堪えていると理解する方が実態にあっているのかもしれない。実際、調査に応じてくれた医療従事者の中に

は、コロナ禍で、仕事を辞めることが頭をよぎった人は複数いた。

　その一例として、救急救命士Q氏の事例をあげる。Q氏の頭に離職がよぎったのは、本書のいう感染爆発期にあたる第6・7波の時期（2022年1月中旬〜2022年10月上旬）である。その背景には、コロナ禍の業務負担があった。

◆救急救命士

【筆者】コロナ禍で大変な状況だということは、皆さん同じだと思うんですけど、仕事を辞めたいなと考えましたか。そういうことが頭をよぎったことはないですか。

【Q氏】（離職が頭を）よぎることは、人間なんでやっぱりありますけども。まあ、心身ともに充実してない時というか、健康ではない時かなとは思うんですけど。

【筆者】心身ともに疲れてしまった時はいつ頃のことですか。

【Q氏】時期的には、第6波（2022年1月中旬〜2022年6月下旬）、7波（2022年7月上旬〜2022年10月上旬）辺りです。やっぱり感染者が多い時ほど（ですね）。

　また、第5章で取り上げたように、自治労『医療職場で働く組合員へのアンケート調査結果』(2023) では、医療従事者の7割以上が離職意向を持っていることが明らかとなった。したがって、今回も持ち堪えることができたからと言って、次の感染症の感染拡大が発生しても大丈夫だという保証はない。これまでの感染症拡大が発生した過去を振り返ると、SARSは2002年、新型インフルエンザは2009年、MERSは2012年、今回のコロナは2020年に感染拡大が起こっている。およそ10年スパンで感染症の拡大が発生しており、次の10年への備えが必要になる。

そこで、日本の公衆衛生を確認しておこう。公衆衛生とは、小さなコミュニティから国全体に至るまで、人々の集団の中で病気を予防し、健康を増進させることであり、集団全体の疾病予防、健康増進、延命を目的とした（公的・私的を問わず）組織的な措置のことである（帝京大学大学院公衆衛生学研究科HP）。経済協力開発機構編著（2019）によると、日本の公衆衛生は、過度に計画に依拠しているように見える一方で、不測の緊急事態への準備が十分でないことが指摘されている。そして、情報共有や複数の関係者との協力、柔軟な取り決めに基づく機敏な対応の必要性が指摘されている。これらは、第6章で指摘された課題と重なり合う。コロナ禍の日本では、まさにこうした課題が見られたと言える。

　では、こうした課題の克服を含め、次の感染症の感染拡大に備えるためには何が必要なのか。この点については、本書の第6章で取り上げている。ここでは、筆者の専門分野である人事管理論と労使関係の観点、具体的には、医療従事者の人材確保という観点から、今後の感染症対策のあり方について論じてみたい。

　何故、次の感染症の感染拡大にとって、医療従事者の人材確保が重要なのか。それは、ホワイトカラー職場の能率を管理する上で、人材確保が重要だからである。このホワイトカラーには、本書でいう医療従事者の多くを占める地方公務員が含まれる。私が専攻する人事管理論では、業務を遂行するのに必要な人員を導き出し、確保することを要員管理と呼ぶ。この要員管理は、公務員を含むホワイトカラー職場の能率管理にとって重要であることが指摘されている（青木2008）。また、先述のとおり、コロナ禍では、医療従事者は離職せず働き続けてくれてはいるものの、次の非常時にコロナ禍と同じように対応できる保証はない。医療従事者が不足しては、救える命を救えなくなって

しまいかねなくなる。加えて、医療従事者本人とその家族の感染リスクを考慮すれば、医療従事者の人数に余力（冗長性）を持たせることも必要だと考えられる。

　こうしたことから、地方自治体が効率良く安定的にサービスを提供するためには、医療従事者を含む、地方公務員の人材確保が必要になる。しかし、だからと言って、地方自治体が、常に行政ニーズを満たすのに必要な人員数を確保できる保証はない。地方自治という観点からいえば、地方自治体は、行政ニーズに応じて職員数を増やすことは可能であるが、本章の4で説明するとおり、日本の地方公務員は条例によって定員（人数枠）が定められていることに加え、予算上の制約から地方公務員数を削減してきた（前田2014、西村2018）。地方自治体への行政ニーズが高まる中で、保健師や消防職員等の増員は行われてきたものの、地方公務員の削減を前提とした定員管理を行ってきた結果、地方自治体全体で見れば、平時から余裕のない人員で業務を遂行することとなった。

　このように、地方自治体では、行政ニーズと予算との兼ね合いで職員数が決定される。それゆえ、地方自治体は常に必要な人員数を確保できるとは限らず、十分な人員配置ができていない職種や部署が存在する。そのため、医療従事者の増員を行うにしても、地方自治体内の調整が行われるため、地方自治体全体の職員数を念頭に置いて、人材確保を考える必要がある。以下では、この点に基づいて、人材確保について掘り下げていく。

3 地方公務員の役割の大きさと 業務量の変化

⑴ 地方公務員の役割の大きさ

　第1章で触れたように、本書でいうコロナ感染者に対応したのは、主に地方公務員もしくはそれに準ずる労働者である。まず、コロナ感染者への対応という観点から、地方公務員が果たした役割を確認したい。

　第1章で取り上げたとおり、公立病院（主に自治体病院）が病院全体に占める割合は1割程度であるものの、公立病院は厚生労働省が指定する感染症指定医療機関の半数程度を占める。また、新型コロナウイルス感染者の受入可能な医療機関の割合を見ると、民間医療機関が26％に留まる一方で、公立医療機関（公立病院）は73％、公的医療機関は85％であった（総務省自治財政局準公営企業室（2021））。民間病院が感染者の受け入れを拡充しないのであれば、公立病院のスタッフである地方公務員を一定数確保することが重要になるのは言うまでもない。

　なお、多くの読者が理解しているように、地方公務員が提供するサービスは、医療や看護だけに留まらない。保健所は地方自治体の組織の一部であり、救急救命士は基本的に地方自治体の消防署に勤務している。この他にも、①医療や教育、司法等の制度資本、②道路、交通機関、上下水道等の社会的インフラストラクチャー、③水や森林、河川等の自然環境等の社会的共通資本が含まれる（宇沢2000）。この社会的共通資本は、社会全体の共通財産であり、社会的な基準にしたがって管理・運営される必要がある。こうした社会的共通資本を管理・運営に携わるのは公務員である。それだけ、地方公務員が果たす役割は

第7章　次の感染症の感染拡大に向けて　**151**

広範囲にわたり、大きいことがわかる。

(2) 地方自治体の業務量の変化

　次に、地方自治体の業務量の変化を見てみたい。地方自治体の業務量が減少していれば、地方公務員数を減らしても問題はないからである。地方自治体の業務量を示すデータは持ち合わせていないが、それを示すまでもなく、地方自治体の業務量は増加傾向を示していることはわかる。2000年に地方分権一括法案が施行され、国の業務の一部が地方自治体におろされた（地方分権）。また、同じ年に介護保険制度が始まる等、地方自治体が担当する業務は増加した。さらに、こうした状況に、住民要望の多様化等が拍車をかけた。断片的な情報ではあるが、これだけ見ても、地方自治体の業務量が増加していることがわかる。

　実際に、地方自治体の業務量の変化を分析した研究を見てみよう。蜂屋（2021）は「地方公務員1人当たり人口」「地方公務員1人当たりの実質歳出額」「時間外勤務手当の給与月額に対する比率」の3つの指標に基づいて、1990年代以降の地方公務員の業務量の変化を分析している。これによると、DXや多機関連携を通じて効率化が図られた一方で、90年代以降、地方公務員数に比べ、業務量が多い状況（人手不足）になりつつあると指摘する。その傾向は、「民生」「衛生」「消防、教育」「医療・介護保険」で大きく増加したことが摘されている。これらは、本章のいう医療従事者の職務と重なり合う。

　これまで見てきたように、地方公務員が担う役割は広範囲で大きく、また地方自治体の業務量には増加傾向が見られる。地方公務員が担う役割の大きさと地方自治体の業務量の増加という現象は、地方自治体の行政ニーズの高まりを示していると考えられる。このような状況で

あれば、地方自治体の行政ニーズに応じた形で、地方公務員数を増やしても良いと思われるが、後述するように、日本は1990年代半ばから、公務員を積極的に削減してきた。以下では、地方公務員数の実態を取り上げる。

4 減り続ける地方公務員

(1) 公務員比率の国際比較

地方公務員の人数に関わる興味深いデータが3つある。1つ目のデータは、図7-1の1980年代初頭の各国の全就業者に占める公務員の割合を示したものである。これによると、日本は9.2%であり最も低いことがわかる。小さな政府（政府による経済活動への介入を可能なかぎり減らし、市場原理による自由な競争を促すことで経済成長を図る思想・

図7-1　公務部門雇用者が全就業者に占める割合（%）

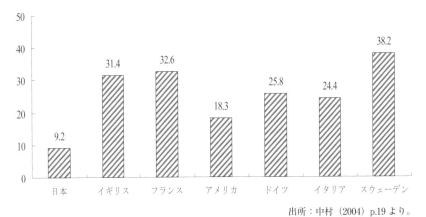

出所：中村（2004）p.19 より。

注．いずれの国も1980年代初頭のデータである。

政策のこと）で有名なアメリカは日本の倍（18.3%）である。イギリスやフランスは日本の3倍以上（31.4%、32.6%）、スウェーデンにいたっては、日本の4倍以上（38.2%）になる。

　もちろん国によって、公務員制度や公務員に求める役割が異なるため、単純な比較はできないかもしれないが、少なくとも日本は、1980年代初頭から先進諸国の中で最も公務員数の少ない国だったことは確かである。こうした傾向は、現代にも当てはまる。OECD編著（2020）によると、雇用者総数に占める一般政府の雇用の割合（全雇用労働者に占める公務員及び公務に関係する組織の労働者の割合）はOECD諸国の平均は17.7%であるのに対し、日本6%未満でありOECD諸国の中で最も低い。

　日本が公務員を減らし続けた過程を確認しよう。多くの読者の記憶に残っていると思うが、1990年代に公務員バッシングが起こり、1990年代後半の橋本内閣の行財政改革や2000年代半ばの小泉内閣の集中改革プラン等を通じて、この後、日本は公務員の削減を積極的に行っていく（山谷・藤井編2021）。その過程で、公立病院の一部は、経営状況を改善するために地方独立行政法人化（独法化）が行われたり、指定管理者制度が活用されることで、その病院スタッフは公務員ではなくなった。その背景には、財政の健全化に加え、スタッフは公務員でなくなったことで、後述する地方自治体の職員適正化計画（職員削減計画）の対象外となり、スタッフを増やしやすいというメリットがあると考えられる。

⑵　地方公務員数と人件費の推移

　2つ目のデータとは、図7-2の地方公務員数と人件費総額の推移である。ここでいう地方公務員とは、主に地方自治体に勤務する正規職

員を指す。民間企業でいえば、正社員と考えれば良い。図7-1との関係でいえば、図7-2はその後の地方公務員数がどうなったのかを示している。

図7-2を見ると、地方公務員数は1994年をピークに2018年まで減少傾向を示している。2019年からは増加傾向を示しているものの、2022年度の地方公務員数は約280万人である。1994年度の地方公務員数は約328万人であったから、1994年度から2022年度までの約30年間で、地方公務員数は約48万人減少した計算になる。また、人件費は職員数の削減に応じて減少傾向を示す。なお、この正規職員の中には、公立病院（独法化した病院を除く）、保健所、消防署の職員も含まれる。平時から、地方公務員数は継続的に削減されており、どの職場も人的に

図7-2　地方公務員数と人件費総額の推移

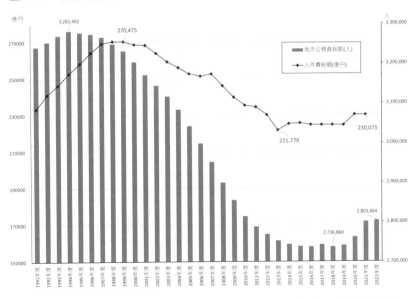

出所：総務省『地方公共団体定員管理調査』及び『地方財政白書』より作成。

余裕がない中で仕事をしていることがわかる。このように、地方自治体の業務量が増加傾向を示す等、地方自治体への行政ニーズの高まっているにもかかわらず、地方公務員数は削減されてきた。

　この状況をわかりやすく説明するために、10人で仕事をする職場の例を考えてみたい。組織の事情で、この職場の人員を削減することになったとする。その結果、職場の人員が1人減らされ、2人減らされ、最終的に7人となったとする。その場合、職場の仕事の全てをこなせることはできるだろうか。読者によっては、1人あたりの生産性を高めれば良いと思うかもしれないが、もともと10人で何とか職場の仕事をこなすのがやっとの状況であったら、どうなるだろうか。7人で職場の全ての業務をこなすことは無理ではないだろうか。そのため、この間、地方自治体は正規職員の削減を行いつつ、業務の一部を外部（民間企業等）に委託したり、非正規労働者（臨時・非常勤職員、会計年度任用職員）を活用したりすることで、業務量の増加に対応してきた。

(3)　地方自治体の臨時・非常勤職員数の増加

　参考までに、図7-3の臨時・非常勤職員数を見てみよう。これが3つ目のデータである。図7-3は、総務省の調査結果をもとに作成した。これによると、2005年の臨時・非常勤職員数は約45万6,000人であったが、その後も増加を続け、直近の2020年では69万4,000人にまで増加した。図7-2の地方公務員数の変化と照らし合わせれば、業務量が増加傾向にある中で、正規職員が削減されている。臨時・非常勤職員は、正規職員を削減した分をカバーするために活用されてきたことがわかる。

　このように、日本では、1990年代後半から地方公務員の削減が積極的に行われてきた。地方自治体の業務は増加しているにも関わらずで

156

図7-3 臨時・非常勤職員数の推移（万人）

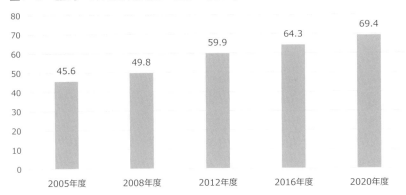

出所：総務省『地方公務員の臨時・非常勤制度について』及び『地方公務員の会計年度任用職員等の臨時・非常勤職員に関する調査結果』より作成。

ある。なぜ、このような矛盾する形で、地方公務員の削減が行われてきたのだろうか。以下では、その背景について取り上げるが、その前に地方公務員の人数がどのように決定されるのかを説明しておく。

5 地方公務員の人数はどのように決められるのか

(1) 地方公務員数の決定方法

　地方公務員数の決定方法について説明しよう。地方自治体の職員数（主に正規職員）は、職員定数条例によって定められている。例えば、A市という地方自治体があり、A市職員定数条例では、正規職員は300人と定められているとしよう。この条例に従えば、A市は300人までであれば、正規職員を抱えることができる。当然のことながら、この職員数には、公立病院や保健所、消防署の職員のほか、地方自治体に勤務する全ての正規職員が含まれる。

第7章 次の感染症の感染拡大に向けて　**157**

しかし、職員定数条例に定められた職員数を抱える地方自治体はなかったと考えて良い。「なかった」という表現をするのは、コロナ禍では、保健師等の職種において、職員を増やした地方自治体があるからである。図7-2に示した地方公務員を削減している状況では、どの地方自治体も職員適正化計画（職員削減計画、以下同じ）に基づいて、退職者数よりも採用者数を少なくする（退職者の不補充）ことで、職員数を削減してきた。地方自治体がこうしたことを継続的に実施してきた背景には行財政改革がある。一連の行財政改革では、地方自治体は職員適正化計画を策定し、計画通りに職員を削減することが求められてきた。またその計画と進捗について、地方自治体はHPで公開することになっている。したがって、コロナ前は、多くの地方自治体で職員定数条例上の職員数＞実際の職員数という状況になっていたはずである。少なくとも、私が調査でお邪魔した地方自治体はそうであった。興味のある読者は、お住まいの地方自治体のHPで過去の職員数適正化計画の進捗状況をご確認いただきたい。

　このように、地方公務員が継続的に削減されてきた流れを説明してきたが、読者の中には、誰がどのような理由から地方公務員を削減してきたのかという疑問を持つ人がいるかもしれない。まずその主体を説明しよう。地方自治体に職員の削減を求めたのは、地方公務員を所管する総務省である。ただし、それを主導したのは政府である。では、その政府を選んだのは誰か。言うまでもなく、選挙権を持つわれわれ国民ということになる。選挙は国民が政治に対して意思表示をする、政治に参加する民主的な仕組みである。

　2005年の9月のことを思い出してほしい。郵政民営化が争点となった郵政選挙（第44回衆議院議員選挙）で自民党が勝ち、小泉首相は国民の信任を得た。小泉内閣では、集中改革プランが実施され、これま

での行財政改革より一層公務員数の削減が行われた（総務省2010）。地方公務員の削減を後押ししたのは、元をたどればわれわれ国民になる。

(2) 地方公務員削減の背景

　次に、地方公務員を含めた公務員数の削減がどのように行われたのか、その背景について説明しよう。前田（2014）によると、公務員を削減した狙いは人件費総額の抑制にある。

　ところで、公務員の人件費を削減するのに賃金水準を引き下げるのではなく、職員数を削減する必要があるのか。結論を先に言えば、公務員の賃金水準を政府が勝手に引き下げることが困難なことにある。それを説明しよう。

　公務員の賃金水準は、人事院勧告（国家公務員、都道府県や政令指定都市以外の地方公務員が対象）もしくは人事委員会勧告（都道府県や政令指定都市の地方公務員が対象）を通じて、民間企業労働者の賃金水準と公務員の賃金水準との均衡を図って決定される。誤解を恐れずに言えば、公務員の賃金水準は、民間企業労働者の平均賃金と言える。

　こうした制度を通じて、公務員の賃金水準を決定するのは、公務員の労働基本権（労働三権）が制約されており、公務員は賃金を自分たちで決定する術を持たないことにあると考えられる。日本の公務員は、民間企業労働者のように、労使交渉を通じて賃金水準を決定することができないため、勧告制度を通じて、公務員に一定水準の賃金（生活）を保障しているのである（前浦2008）。

　公務員の賃金水準は、このような形で決定されるため、政府が公務員の賃金水準の決定に介入する余地は少なくなる。そのため、公務員の人件費総額を削減するには、賃金水準を引き下げるのではなく、公務員数を削減する方が良いということになる。

6 医療従事者を含めた地方公務員確保の必要性

⑴ 公務のあるべき姿

これまで、コロナ感染者に対応する医療従事者の多くが地方公務員であることから、地方公務員数の状況や地方公務員数の決定方法等を説明してきた。その地方公務員数には、本書のいう医療従事者が含まれる。

誤解のないように述べておくが、私は行財政改革そのものを否定しているわけではない。行政は放っておくと、業務量が増える傾向があるため、常にマネジメントを行う必要がある。行財政改革がその役割の一部を担うのであれば、むしろ歓迎すべきだと考えている。

しかし、本章の医療従事者を含む、地方公務員数の確保という点に限れば、諸手を挙げて賛成というわけにはいかない。本章図7-2で見たとおり、日本では行財政改革を通じて、地方公務員数が継続的に削減されてきたが、その根拠に問題があると考えるからである。

前田（2014）のいうとおりであれば、公務員削減の根拠は人件費の削減になる。周知のとおり、国も地方自治体も多くの借金を抱えており、財政健全化という根拠は一定の説得力を持つ。しかし、公務員数の決定基準が財政だけにあるのなら、地方公務員の削減には、地方自治体の業務量が考慮されていないということになる。

本章4⑵で説明した10人の職場の例を思い出してほしい。地方自治体は、限られた公務員数で多くの業務量を遂行しなくてはならない。そのため、地方自治体は民間委託や指定管理者制度等を通じて、地方自治体の業務を外部に切り出し、非常勤職員を活用する等して、提供するサービスの質と量を維持してきた。しかし、今後も地方公務員の

削減を継続していけば、どこかのタイミングで地方自治体が提供するサービスが行き届かなくなるか、全てのサービスを維持するために、サービスの質を落とす等の対応が必要になるかもしれない。

　そこで、コロナ禍の事例をもとに、サービスの質の低下が生じた場合を考えてみたい。全国消防職員協議会（2023）によると、2022年中に救急搬送困難事案の発生や救急出動が重なったことで、救急車が現場に到着する時間に遅れが出た消防本部は77.1％（「頻繁にあった」18.5％と「時々あった」58.6％の合計）に上る。補足をすれば、第3章で取り上げたように、搬送先が決まらず、救急車が現場から動けなかったり、出動要請が多発したため、救急車が出払ってしまい、管轄エリア外から救急車が駆けつけざるを得なくなる等したため、コロナ禍では、救急車が現場に駆け付けるのに時間がかかってしまったのである。このような状況になって困るのは、出動要請をするわれわれ国民である。

　このように、地方自治体が提供するサービスは、私たちの日常生活に必要不可欠なものである。そのサービスの質が良くなれば、私たちの日常生活は豊かになると考えられるが、そのサービスが行き届かなくなったり、サービスの質が落ちてしまえば、私たちの日常生活の質は低下しかねなくなる。前者の場合は問題ないが、後者の場合は、そのしわ寄せが私たちに及ぶ。地方自治体のサービスに不満を覚えた住民の中には、地方自治体に文句の電話をかける人が出てくるかもしれない。

　しかし、よく考えてほしい。住民に文句を言われる職員が、地方公務員の削減を決定したわけではない。地方公務員の削減を決定するのは事実上政府であり、その政府を選んでいるのは、選挙権を持つわれわれ国民である。私たちは、住民という立場では、地方自治体が提供

するサービスを受ける当事者でありながら、その一方で、有権者という立場になると、当事者意識が薄れて、積極的に行財政改革を後押ししてしまうのかもしれない。

ここまでくれば、読者は、今後どのような対応が望ましいのかと問いたくなるのではないか。これまでの行財政改革では、国からの職員削減や財政健全化という要請に応えるために、地方自治体は場当たり的な対応に終始してしまうケースが多かったように思われる。コロナ禍で、医療従事者が足りないことで不利益を被った国民がいたとすれば、明確なビジョンもないまま行財政改革を進めてきたことの「ツケ」が、私たちに返ってきたということになるのではないか。私たちの日常生活の質の決定に関わる地方公務員数の決定を他人任せにしたままで良いのだろうか。

では、どのように地方公務員の人材確保を考えたら良いか。私は、「地方自治」を活かすことが必要だと考えている。最高法規である憲法には、「地方自治の本旨」が掲げられている。それは、一般的に住民自治（その地域の住民の創意と責任によって行われること）と団体自治（国から独立した法人格を持つ一定の地域を基礎とする団体が、その地域における公共の事業を自らの意思と責任に基づいて処理すること）の2つで構成される。そして、この2つは、団体自治がなければ住民自治の効果は発揮されず、住民自治がなければ団体自治の意味はなくなるという両輪の関係にある（真渕2020）。

ただし、住民自治に携わった経験のない住民に、それを求めるのはハードルが高い。それゆえ、住民自治をリードする存在が必要になる。その役割を果たすのを期待されるのが、職場の自治である。例えば、職場に労働組合があれば、職場の組合活動を通じて、職場自治を経験することができる。それを1つの足掛かりとして、住民が自ら地域の

ことを決めるという住民自治の実現につなげていくことが考えられる。

コロナが収束しつつある今こそ、私は地方自治体と住民が「公務のあるべき姿」を真剣に議論する必要があると考えている。曖昧なものでも構わない。公務はどの領域を担当するのか（何を民間に任せるのか）、公立病院はどのような使命を負う医療機関なのかといったビジョンを構築し、そのビジョンに基づいて、地方自治体ごとに適切な職員数を決定し、確保していく必要があると考えている。その結果、職員数が増えようが減ろうが構わないが、住民は自分たちが決定した職員数で提供されるサービスを受け入れることが大前提となる。本書でいう医療従事者が提供するサービスの量や質に不満があれば、住民と地方自治体で職員の増員を議論すれば良い。コロナが収束しようとしている今、私は地方公務員のあり方を真剣に議論する最後のチャンスだと考えている。

⑵　多機関連携の必要性

もう1つ、医療従事者の人材確保について指摘しておこう。⑴では、地方自治体と住民が行政ニーズを満たすのに必要な公務員数を決定し、その人員を確保する必要性を述べた。その中には、本書が対象とする医療従事者が含まれる。ただし、住民自治と団体自治によって、必要な地方公務員数を決定しても、その人員を確保できる保証はない。日本の人口は減少しており、将来的に労働者不足が発生することが予想されるからである。

また、一方で、地方公務員という職業の人気が低下している可能性が考えられる。総務省（2022）によると、2012年度以降、地方公務員の採用試験の受験者数と倍率は低下傾向にある。2012年度の倍率は8.2

倍であったが、2018年度以降は6倍を下回っている。人手不足が見込まれる中で、地方公務員を志望する若者が減少している。

　日本全国で人手不足が起これば、民間企業と地方自治体、地方自治体間で人材獲得をめぐる競争が起こることが予想される。こうした状況を鑑みるに、各地方自治体が職員数を増やそうとしても、将来的に人材の確保が困難になる可能性が考えられる。

　そのため、医療従事者の人材確保を考える際には、日本全国で人手不足が起こった時の対応方法を考えておくことが必要になる。その場合、限られた経営資源（人的資源と予算）を有効活用し、高まりつつある行政ニーズに応えなくてはならない。その対応策の1つとして有効だと考えられるのが、多機関連携である。

　行政における多機関連携とは、「自律的な当事者間の自発性に基づいて構成され、目的や規範を共有した共同活動」と捉えられる（伊藤編2019）。かみ砕いて言えば、多機関連携は、各組織が自由意思に基づいて協力し合う活動であるが、この活動を行うことで、互いの組織は省力化を行いつつ、サービスを維持することできるというメリットがあると考えられる。多機関連携の現状を見ると、コロナ前から児童福祉行政、障害児の支援、少年非行対応、就労支援行政、地域包括ケア等の分野で試みられている（伊藤2015、伊藤編2019）。ただし、平時における多機関連携は福祉分野が中心である。

　しかし、コロナ禍という非常時でも、多機関連携が行われたことが明らかになっている。大杉（2022）によると、コロナ禍では、人的資源等のリソースが絶対的に不足する状況が繰り返される中で、保健所は、予測が困難状況を見極めつつ、医師会や医療機関、高齢者向けの施設、施設を運営する社会福祉法人、外部の検査機関と連携を図った事例が紹介されている。また、鈴木（2022）は、新型コロナウイルス

感染防止対策のために、県庁や政令市、一般市、保健所等の行政組織間の連携が図られたことを指摘している。本書の事例でいえば、新型インフルエンザ対応のための訓練の実施（看護師I氏）や救急救命士が病院の主催する勉強会に参加すること（救急救命士O氏）が多機関連携に該当する。

　このように、多機関連携は平時から試みられてきたが、コロナ禍という非常時では、本書でいう医療従事者が働く現場でも実施されるようになった。今後、医療従事者を含めた地方公務員数がどのように推移するかは不透明であるが、日頃から関係機関との交流を深め、非常時では、どの機関とどのように連携を図るのかという形で備えておく必要がある。こうした取り組みの積み重ねが組織のレジリエンス（回復力）を向上させ、その結果として、新たな感染症の拡大が発生しても、コロナ禍より迅速で適切な対応ができるようになるのではないだろうか。

参考文献

青木宏之（2008）「能率管理」仁田道夫・久本憲夫編『日本的雇用システム』ナカニシヤ出版

伊藤正次（2015）「多機関連携としてのローカルガバナンス－就労支援行政における可能性」宇野重視・五百旗頭薫編『ローカルからの再出発－日本と福井のガバナンス』有斐閣

伊藤正次編（2019）『他機関連携の行政学－事例研究によるアプローチ』有斐閣

宇沢弘文（2000）『社会的共通資本』岩波書店（岩波新書）

大杉覚（2022）「都市自治体におけるコロナ禍対策と他機関連携－絶対的リソース不足で保健所業務のBPRと多重防御」日本都市センター編『都市とガバナンス』Vol.37

OECD編著（2020）平井文三訳『図表でみる世界の行政改革－OECDインディケータ（2019年版）』明石書店

経済協力開発機構編著（2019）村澤秀樹訳『OECD公衆衛生白書：日本－明日のための健康づくり』明石書店

鈴木潔（2022）「新型コロナウイルス感染防止対策における行政組織間の連携－冗長性・多機関連携・リーダーシップ」日本行政学会編『年報行政研究』57巻、ぎょうせい

田尾雅夫（1995）『ヒューマン・サービスの組織－医療・保健・福祉における経営管理』法律文化社

田尾雅夫（2001）『ヒューマン・サービスの経営－超高齢社会を生き抜くために』白桃書房

帝京大学大学院公衆衛生学研究科編（2021）『新型コロナウイルス感染症（COVID－19）からの教訓―これまでの検証と今後への提言』大修館書店

中村圭介（2004）「多すぎるのか、それとも効率的か―日本の公務員」『日本労働研究雑誌』April, No.525

西村美香（2018）「転換期を迎えた地方公務員の定員管理」『地方公務員月報』3月号

蜂屋勝弘（2021）『地方公務員は足りているか－地方自治体の人手不足の現状把握と課題』JRIレビューVol.4, No.88

前浦穂高（2008）「公務員の世界」井上雅雄＋立教大学キャリアセンター編『講義　仕事と人生』新曜社

前田健太郎（2014）『市民を雇わない国家－日本が公務員の少ない国へと至った道』東京大学出版会

真渕勝（2020）『行政学　新版』有斐閣

山谷清志・藤井誠一郎編緒（2021）『地域を支えるエッセンシャル・ワーク－保健所・病院・清掃・子育てなどの現場から』ぎょうせい

参考資料

全国消防職員協議会（2023）『コロナ禍における救急体制の実態調査』（記者レク資料）

全日本自治団体労働組合・衛生医療評議会（2023）『医療現場で働く組合員へのアンケート調査結果』

総務省（2022）『地方公務員における働き方改革に係る状況－令和3年度地方公共団体の勤務条件等に関する調査結果の概要』（アクセス日は2023年5月10日）https://www.soumu.go.jp/main_content/000852976.pdf

総務省（2018）『地方公務員の臨時・非常勤制度について』（アクセス日は2023年5月10日）https://www.gender.go.jp/kaigi/kento/koumu/siryo/pdf/3-4.pdf

総務省（2020）『地方公務員の会計年度任用職員等の臨時・非常勤職員に関する調査結果』（アクセス日は2023年5月10日）https://www.soumu.go.jp/main_content/000724456.pdf

総務省（2010）『定員管理の数値目標の状況』（アクセス日は2023年5月10日）https://www.soumu.go.jp/iken/101109.html

総務省『地方公共団体定員管理調査』

総務省『地方財政白書』

総務省自治財政局（2020)『令和３年地方財政対策の概要』(アクセス日は2023年５月11日)
　　https://www.soumu.go.jp/main_content/000724573.pdf
総務省自治財政局（2022)『令和５年地方財政対策の概要』(アクセス日は2023年５月11日)
　　https://www.soumu.go.jp/main_content/000853235.pdf
総務省自治財政局準公営企業室『公立病院の現状について』(アクセス日は2023年　4月17
　　日) https://www.soumu.go.jp/main_content/000742388.pdf
帝京大学大学院公衆衛生学研究科『WHAT IS 公衆衛生？』(アクセス日は2023年５月1
　　日) http://www.med.teikyo-u.ac.jp/~tsph/researches/whatispublichealth/)

あとがき

「お忙しい中、調査にご協力いただき誠にありがとうございました」。

インタビュー調査の終わりに、ご協力くださった方々にお礼を申し上げる。このルーティンは、20年以上経っても、コロナ禍でも変わりはない。コロナ禍で変わったことと言えば、調査対象者に直接お会いする機会が減り、PCの画面越しにお礼を伝えるようになったことくらいである。

しかし、今回の調査では、このルーティンがルーティンではなくなった。調査後に、今までと同じようにお礼を申し上げると、調査対象者からこんな言葉が返ってきた。

「こちらこそ、私たちの話を聞いてくださってありがとうございます」
「僕たちのことも医療従事者として、取り上げていただいてありがたいです」

調査対象者からの感謝の言葉である。最初、私はなぜお礼を言われるのか、その理由がよくわからなかった。調査にご協力いただいたのは私たちだからである。感謝を言われたのは1人ではない。またそれは、特定の職種に限られたものではなかった。

ここでもう一度、本書が取り上げた調査対象者をおさらいしたい。本書の医療従事者は、コロナ感染者に対応経験のある医師、看護師、救急救命士、保健師である。調査当時、多くの方がコロナ感染者に対応していた。言うまでもなく、コロナ禍で最も忙しく働いていた人たちである。この人たちにインタビュー調査を実施する際に、私は、お

忙しい中、調査にご協力いただくのだから、ご負担なく調査を進めるにはどうしたら良いか、初対面の私たちに対して、調査対象者に心を開いて回答してもらうにはどうしたら良いかといったことを気にしていた。それゆえ、調査対象者の皆さんに感謝されるとは夢にも思っていなかった。

　その理由は、今でもよくわからない。もしかしたら、医療従事者に、「コロナ禍で自分たちが働く実態を理解してもらいたい」とか、「もっと就業環境を良くしてもらいたい」という思いがあったのかもしれない。いずれにせよ、コロナ禍の激務の合間を縫って調査にご協力くださった医療従事者の皆さんに、心より感謝を申し上げたい。本書が、皆さんのご厚意に応えられるものであるかはわからないが、本書を書き終えた今、そうであってほしいと切に願うばかりである。

　本書のもとになったインタビュー調査は、2021年7月に始まった。本書の第1章で触れたように、調査の実施は非常に難航した。私は地方公務員の人事管理や労使関係を研究してきたが、その対象は行政職の地方公務員であり、医師や看護師、救急救命士、保健師といった医療従事者の調査を行うのは今回が初めてであった。そのため、どうしたら調査にご協力くださる方々を見つけることができるのか、皆目見当がつかなかった。調査対象者をご紹介くださった全日本自治団体労働組合（自治労）の衛生医療評議会や全国医師ユニオン、全国消防職員協議会（全消協）に、心より感謝を申し上げたい。

　また、自治労の衛生医療評議会前事務局長の福井淳氏（現・自治労静岡県本部執行委員長）、平山春樹氏（現・衛生医療評議会事務局長）と前田藍氏（自治労本部・書記）にもお礼を申し上げたい。私がこの調査へのサポートをお願いした際に、対応してくださったのは福井氏と

169

前田氏であった。お二人のおかげで、衛生医療評議会の事務局長が平山氏に代わっても、調査へのサポートは継続された。また、本書の出版にあたっては、平山氏と前田氏にご尽力いただいた。お二人は、本務がお忙しい中、何度も草稿に目を通すだけでなく、多くの建設的なアドバイスをくださった。本書が読みやすく、またコロナ禍で医療従事者が働く実態を描けているとすれば、お二人のおかげである。

　山邊聖士氏（（公財）医療科学研究所研究員）にも感謝を申し上げたい。医療や福祉分野が門外漢の私にとって、これらの分野に明るい同氏の存在は心強かった。本書が、医療従事者が働く実態に迫ることができているとすれば、調査の設計からその実施まで惜しみないご協力をいただいた山邊氏のおかげである。

　コロナ禍で私を支えてくれている家族にも感謝をしたい。コロナ禍では、人と人との接触を避けるために、不要不急の外出を自粛するよう要請された。そのため、離れて暮らす妻と息子が住む自宅に2年近く帰ることができなかった。その間に、息子は中学生になり、いつの間にか背丈は私と変わらなくなっていた。父親不在の状況が続いても、変わらず父を慕ってくれる息子と、コロナ禍で家事や育児、仕事に奮闘してくれている妻に感謝したい。コロナ禍で仕事に専念できたのは、二人の支えがあったからである。

　最後に、コロナ禍でも元気に過ごしてくれている両親に感謝したい。学生の頃から、両親に「好きなように生きても良い。とにかく世の中に役に立つ人間になりなさい」と言われてきた。世の中になかなか貢献できていないのだが、本書を執筆できたことで、ほんの少しだけ世の中に恩返しができたのではないかと思う。

前 浦 　穂 高

刊行に寄せて

　前浦先生から、コロナ禍における医療従事者の働き方の変化を明らかにするため、職員へインタビューを行いたいとご相談をうけたのは、高齢者へのワクチン接種が始まろうとしていた頃であった。現場は1波・2波のコロナ立ち上がり期の混乱から脱してはいたが、コロナ対応に加えて集団接種会場の準備や、ワクチンの管理、打ち手となる看護師の確保など次々と出される課題を前に、出口もわからず走り続けなければならない日々は続いていた。ワクチンという武器を手にしてもなお、社会全体が言い知れぬ不安をぬぐい切れずにいた頃である。

　病院職場では、濃厚接触や院内クラスターの発生により、職員は急なシフト変更や休日返上など過酷な労働を長期にわたり強いられていた。これはコロナ病棟に限った話ではない。人手不足が恒常化している医療現場では、コロナ病棟へ職員を送り出せる冗長性は従前から備わっていなかった。コロナ対応に職員が割かれることによって通常の医療も厳しい局面に立たされていた。コロナ対応を行った職員に衆目が集まることが多いが、少ない人員で通常医療を支え続けた職員らの存在も忘れてはなるまい。

　保健職場では、早い段階から、コロナ対応の主軸としての機能が求められた。住民の相談窓口として24時間体制が布かれ、受話器を耳から離せる時間はほとんどなかったという。その多くは感染者に関する事柄ではなく、住民の不安への対応であった。朝令暮改の政策に振り回され、「多忙」という言葉では言い表せない激務に職員の心身は蝕まれていた。

　救急現場では、ひっ迫する医療機関のあおりを受け、搬送先を探す

のに苦慮していた。救急車が駆け付けた時点では、コロナ感染の判断はつかないことも多く、必然的に救急隊員には感染防止対策が求められる。感染の波が押し寄せれば、搬送要請は途切れることがなく、酷暑の中でも防護服を着続けて対応にあたったというから、命を削るような日々であったことがわかる。

　公共の担い手として使命感を支えに、ぎりぎりの状況で働き続けながらも、病院や保健所に勤めているというだけで自身や家族が地域や職場で差別・偏見にさらされる。それが本書の主人公であるコロナ禍における医療従事者が直面した現実であった。

　全国の公立・公的病院や保健所で働く職員ら約13万人で構成される労働組合である、私たち衛生医療評議会という立場では、コロナウイルスがもたらす災禍に立ち向かう現場の職員に対し何ができるのか、もどかしい思いを抱えながら、その時々の現場課題を取りまとめ、国会議員や関係省庁との調整に駆け抜けた日々であった。現場の奮闘に応えるいくつかの手ごたえは感じつつも、職員の置かれている状況と比べれば無力感を感じずにはいられなかった。

　このような苛烈な状況下において、彼らの仕事を支えたのは何であったのか。それが、本書が迫った問題の本質である。

　2023年5月、新型コロナウイルス感染症の流行から３年超を経て、感染症法上の分類は季節性インフルエンザと同等の５類に引き下げられた。街には久しぶりに活気が戻り、コロナ前の様相が戻りつつある。社会が次のステージへと動き出す一方で、医療や救急現場では、変わらずコロナ対応が求められている。地域医療や保健を支える担い手が、感染しない・させないという緊張感から解放される日はまだ先になるだろう。

コロナ禍を経て、今、あらためて、私たちの生活を大きく揺るがした混乱の根源を問い直してみたい。コロナ前に時を戻してみれば、保健所や地方衛生研究所は統廃合の道を突き進み、20年以上かけて機能がそぎ落とされてきた。地域医療を支える公立病院に関しても、2019年に国が示した「公立・公的医療機関の再検証リスト」に表れるように縮小ありきの議論が幅をきかせていた。混乱の根源である感染症に対する無防備さは、コロナ前からあらかじめ、徐々に深められてきたといっていい。感染症に対する危機管理のあり方を含め、どのような政策転換が必要なのか、改革は緒についたばかりである。医療を必要とする人が診療報酬上の「点数」で判断されるような社会ではなく、経済がもたらす豊かさを享受しながら「人」として生きることができる成熟した社会へと作り変えていく。そのための「知」は現場に問い続けるしかないであろう。

　最後に、先哲の言葉を借りて本書を締め括る役目を終えたい。

　「家族を想う時」などの映像作品で知られるケン・ローチ監督は著書において「すべての人々のために社会を再構築することができるのは、労働者階級しかありえません。だから、労働者階級はじつは最も重要な人たちなのです」[*]と語っている。

　コロナ禍の社会を支えたのは、誰も経験したことがないパンデミックを乗り切るべく、それぞれの現場で奮闘した労働者であった。脚光を浴びることはなくとも、彼らの挑戦が命を救い、住民のささやかな生活を支え、社会の維持に貢献した。追われるような日々の渦中において、僅かに手にした時間を本調査のために割いてくれた医療従事者、保健所職員、救急救命隊員らに心からの敬意を捧げたい。彼らの協力

---

[*] 是枝裕和、ケン・ローチ（2020)「家族と社会が壊れるとき」NHK出版新書

なしには、本書が日の目をみることはなかった。また、2年にわたり本研究を手がけ、現場職員の言葉から問題の本質に迫ってくださった前浦先生に賛辞を贈る。現場職員の奮闘の軌跡が前浦先生の探求心により形となり、彼らの仕事の価値が正しく評価され、次なる危機への確かな備えとして活かされることを願ってやまない。

　2023年8月

　　　　　　　　全日本自治団体労働組合（自治労）

　　　　　　　　衛生医療評議会　事務局長　平　山　春　樹

［著者紹介］

前浦 穂高（まえうら ほだか）

1974 年生まれ。2006 年 3 月東京大学大学院経済学研究科博士課程
単位取得満期退学。現在、独立行政法人 労働政策研究・研修機構
副主任研究員。

主な業績として、「地方自治体における非正規労働者の「準内部化」
−福祉関係職場の事例」『日本労働研究雑誌』（2022 年、No.739、
古谷眞介氏との共著）、「公務員の労働組合と発言機能−地方公務員
非現業職員を中心に」『日本労働研究雑誌』（2013 年、No.637）、中
村圭介・前浦穂高『行政サービスの決定と自治体労使関係』（明石
書店、2004 年）

(2023 年 7 月現在)

コロナ禍の教訓をいかに生かすか
──医療従事者の働き方の変化から考える

令和 5 年 8 月 25 日　第 1 刷発行

著　者　前浦　穂高

発　行　株式会社**ぎょうせい**

〒136-8575　東京都江東区新木場 1-18-11
URL：https://gyosei.jp

フリーコール　0120-953-431

ぎょうせい　お問い合わせ　検索　https://gyosei.jp/inquiry/

〈検印省略〉

印刷　ぎょうせいデジタル株式会社　　　　　　　　Ⓒ2023　Printed in Japan
※乱丁・落丁本はお取り替えいたします。

ISBN978-4-324-80134-5
(5598600-00-000)
〔略号：コロナ教訓〕